Beinahe jeder klagt heute nach einem langen Arbeitstag über Verspannungen, Erschöpfung – und über die fehlende Energie, etwas dagegen zu tun. Vor allem Menschen mit sitzender Arbeitsweise leiden unter Kopf-, Nacken-, Rücken- und Augenschmerzen. Dieses Buch packt das Übel bei der Wurzel und hilft, solche Symptome noch während der Arbeit zu beseitigen oder gar nicht erst aufkommen zu lassen. Julie Friedeberger hat einen praktischen Leitfaden für einfache, auf dem Yoga basierende Bewegungsübungen geschrieben, die sich leicht und ohne Aufwand in den Arbeitsalltag einbauen lassen. Sie können im Sitzen – am Schreibtisch, vor dem Computerterminal, während Besprechungen usw. – durchgeführt werden.

Julie Friedeberger lebt in London, sie schöpft aus einer 30jährigen Arbeitserfahrung und aus 20 Jahren Yogapraxis und -lehre.

Julie Friedeberger

Yoga im Büro

Übungen für den Arbeitsplatz

Aus dem Englischen von
Marion Balkenhol

Fischer Taschenbuch Verlag

Veröffentlicht im Fischer Taschenbuch Verlag GmbH,
Frankfurt am Main, Juni 1994

Lizenzausgabe mit freundlicher Genehmigung
des Scherz Verlags, Bern, München, Wien

Die Originalausgabe erschien unter dem Titel
»Office Yoga« bei Thorsons/HarperCollins Publishers Ltd., London

Umschlaggestaltung: Buchholz/Hinsch/Hensinger
Druck und Bindung: Clausen & Bosse, Leck
Printed in Germany
ISBN 3-596-12270-8

Gedruckt auf chlor- und säurefreiem Papier

Inhalt

Vorwort

Das vorliegende Buch basiert auf Yoga, einem System körperlicher, seelischer und geistiger Entwicklung, das vor mindestens 3000 Jahren in Indien seinen Ursprung nahm. Tief verwurzelt in der hinduistischen Philosophie, verfolgt Yoga das Ziel, dem Menschen in seiner Ganzheit zu Ausgeglichenheit und innerer Harmonie zu verhelfen mit Techniken, die im Verlauf von Jahrtausenden erfolgreich erprobt wurden – nicht nur in Indien, sondern von Yoga-Schülern in aller Welt.

In diesem Buch werden einige Übungen und Grundgedanken des Yoga auf das Arbeitsleben angewandt. Es ist eine Art Ratgeber für Schreibtischsklaven: ein praktisches Handbuch für einfache, auf Yoga basierende Bewegungsabläufe, die man tagsüber jeweils für ein paar Minuten am Schreibtisch ausführen kann, um die Anspannung und den Streß des Arbeitslebens zu lösen.

Auch wenn dieses Buch im wesentlichen an der Praxis orientiert ist, so glaube – hoffe – ich doch, daß es dem Geist des Yoga gerecht wird. Yoga im Büro ist für all diejenigen bestimmt, die ihre Arbeitszeit vor allem am Schreibtisch verbringen, sei es zu Hause oder im Büro. Für Studenten, Schriftsteller, Zeichner und Grafiker – für alle, deren Arbeit mit langem Sitzen verbunden ist – wird die Lektüre ebenfalls eine Hilfe darstellen. Außerdem kann es von all denjenigen benutzt werden, die, aus welchen Gründen auch immer, nicht im Stehen üben können.

Sie werden dieses Buch auch dann benutzen können, wenn Sie sich bisher noch nicht mit Yoga befaßt haben.

Sollte Yoga neu für Sie sein, so hoffe ich, daß Sie das Buch klar, verständlich und nützlich finden. Vielleicht wird es sogar ein Anreiz für Sie sein, weiterzumachen – denn Yoga will uns auf dem Wege zu

unserer menschlichen Vervollkommnung behilflich sein –, und es gibt enorm viele Möglichkeiten dorthin.
Wenn Sie bereits Erfahrung in Yoga besitzen – wenn Sie Kurse besucht und/oder allein geübt haben oder wenn Sie schon zu den Fortgeschrittenen gehören –, ist Ihnen sicher bewußt, wie wichtig und wertvoll es ist, Yoga soweit wie möglich in den Alltag mit einzubeziehen. Ich hoffe, Sie werden in diesem Buch neue Wege und Mittel dazu finden.

Einführung

Wenn Sie in einem Büro arbeiten, erleben Sie wahrscheinlich von Zeit zu Zeit (wenn nicht sogar meistens), wie Sie sich körperlich verspannen. Denkbar ist auch, daß Sie seelische Anspannung erfahren: als Resultat Ihrer ständigen Versuche, mit der Arbeitsbelastung und den an Sie gestellten Anforderungen fertig zu werden.
Das kann ich gut nachempfinden. Ich bin nun mehr als dreißig Jahre berufstätig und habe verschiedene Tätigkeiten an verschiedenartigen Schreibtischen ausgeübt; da habe ich wahrlich meinen Teil an bürospezifischen Anspannungen abbekommen und bin mir durchaus bewußt, wie erschöpfend und kräftezehrend das sein kann. Ich weiß, wie heimtückisch sie sich auf die Lebensqualität auswirken können – nicht nur am Arbeitsplatz selbst, sondern auch auf den Teil des Lebens, der mit der Arbeitswelt nichts zu tun hat. Ich weiß aber auch, daß es möglich ist, damit fertig zu werden: Man kann die Verspannung lösen, wenn sie sich festsetzen will, aber man kann ihr auch zuvorkommen und sie völlig ausschalten.
Ziehen zwischen den Schulterblättern, Schmerzen im Nacken, ein steifes Kreuz, entzündete Augen, ein Gefühl der Zerschlagenheit am Ende eines langen, arbeitsreichen Tages – einer meiner Schüler sagte dazu einmal: »Man fühlt sich wie durchgewalkt« –, all das kennen vielleicht auch Sie als unwillkommene Begleiterscheinungen, so wie es bei mir der Fall war. Möglicherweise halten Sie sie inzwischen sogar für unvermeidlich: ein Berufsrisiko eben, Erscheinungen, die das Berufsleben so mit sich bringt. Aber sie sind nicht unvermeidlich. Sie können eine ganze Menge dagegen unternehmen. Das habe ich gelernt, und das möchte ich Ihnen in diesem Buch gern zeigen.
Niemand ist eine Ausnahme. Ganz gleich, welchen Beruf Sie aus-

üben – sei es Programmierer, Empfangsdame, Sekretärin, Zeichner, Vorgesetzte oder Vorstandsmitglied –, Sie sind für die von mir beschriebenen Begleiterscheinungen anfällig und haben sie wahrscheinlich auch schon erlebt. Das Büroleben ist einfach mit Streß und Anspannung verbunden. Dafür gibt es mehrere Gründe.

Bürotätigkeit ist eine sitzende Tätigkeit

Der menschliche Körper braucht Bewegung und Aktivität und leidet, wenn ihm diese fehlen. Die Gelenke behalten ihre Mobilität und die Muskeln ihre Elastizität nur dann, wenn sie eingesetzt werden. Alle Körpersysteme – Atmung, Blutzirkulation, Verdauung usw. – brauchen Bewegung, wenn sie gut funktionieren sollen. Bewegung ist natürlich und notwendig, aber für die meisten Bürotätigkeiten muß man längere Zeit in einer mehr oder weniger starren Haltung sitzen.

Es kann sein, daß man an einem Schreibtisch sitzt, der nicht die richtige Höhe hat und der, falls die Arbeitsfläche nicht schräggestellt ist, auf jeden Fall nicht im richtigen Winkel steht, um bequem daran arbeiten zu können. Man sitzt auf einem Stuhl, der nur in seltenen Glücksfällen für eine korrekte, bequeme Sitzhaltung geeignet ist. All dies führt unweigerlich zu Schmerzen in Nacken, Rücken, Kopf, Augen und zu geistiger Erschöpfung.

Durch Bürotätigkeit wird dem Körper lebenswichtiger Sauerstoff vorenthalten

Jeder Mensch braucht frische Luft, ausreichend Sauerstoffzufuhr und Bewegung. Weil Sie sich jedoch meist in einem geschlossenen Raum aufhalten, haben Sie von alldem kaum etwas – vor allem dann, wenn die Luft an Ihrem Arbeitsplatz durch eine Klimaanlage geregelt ist. Hinzu kommt, daß Sie wahrscheinlich nicht voll und tief durchatmen (was übrigens nur wenige Menschen tun), so daß

Sie nicht genug Sauerstoff erhalten und somit der Körper nicht ausreichend entgiftet wird. Das wiederum hat Auswirkungen auf die körperliche Gesundheit, auf das seelische und emotionale Gleichgewicht, auf Konzentration und Stimmung.

Bürotätigkeit belastet das Gefühlsleben

Mehr als acht Stunden am Tag verbringen Sie auf engstem Raum mit anderen Menschen, die ebenso wie Sie bestrebt sind, mit diesen Arbeitsbedingungen fertig zu werden. Dabei mag es einige geben, die es besser haben als andere. Ein Vorstandsmitglied hat vielleicht einen besseren Stuhl als die Empfangsdame und ein eigenes Büro mit einem Fenster, das man öffnen kann. In einem Sekretariat bieten sich wahrscheinlich mehr Möglichkeiten, sich innerhalb des Gebäudes zu bewegen, als sie einem Vorgesetzten zur Verfügung stehen. Im wesentlichen sitzen jedoch alle in einem Boot: zu lange ununterbrochen in einer unbequemen Sitzhaltung, mehr oder weniger ohne Sauerstoff und infolgedessen oft angespannt und reizbar.
Alle müssen miteinander, mit ihrer Arbeit und den Arbeitsbedingungen zurechtkommen, so daß der Arbeitsplatz manchmal mehr einem Irrenhaus oder einem Affenzoo gleicht als einer menschlichen Gemeinschaft. In Streßzeiten gehen Sie einander vielleicht auf die Nerven, rennen sich gegenseitig die Köpfe ein, giften sich an und versuchen, einer dem anderen eins auszuwischen. Möglicherweise tragen Sie selbst zu dieser Atmosphäre bei – nicht nur, weil Sie sich so verhalten, sondern weil Sie die anderen für die Situation verantwortlich machen und sich selbst als Opfer fühlen und weil Sie es den anderen anlasten, wie Sie sich am Ende des Tages fühlen.

Bürotätigkeit kann Angst erzeugen

Wenn Sie sich aus irgendeinem Grund an Ihrem Arbeitsplatz unsicher fühlen – sei es, weil Sie in einer Branche mit hohem Wettbe-

werb arbeiten oder für eine Institution, die von Personalkürzungen bedroht ist, oder weil Sie mit Ihrem Chef nicht klarkommen –, dann bringt die daraus resultierende Angst weitere Schwierigkeiten mit sich.
Wenn in einer Firma »bürointerne Politik« betrieben wird oder Machtkämpfe stattfinden (unter denen alle gleichermaßen leiden, ob sie nun persönlich beteiligt sind oder nicht), fühlt man sich am Ende des Tages so kaputt und zerschlagen, als hätte man tatsächlich mitten in einem Kampfgetümmel gesteckt.

Wenn man den Arbeitsplatz nicht zu Fuß erreichen kann
Es mag sein, daß Sie in einer größeren Stadt arbeiten und außerhalb wohnen. In diesem Fall wird Ihr Arbeitstag flankiert von Rangeleien im Berufsverkehr oder Gedränge im öffentlichen Nahverkehr und den unvermeidlichen Verzögerungen in Form von Staus und Zugausfällen. Es kann daher vorkommen, daß Sie an einem schlechten Tag den Arbeitsplatz schon wütend und unter Volldampf oder inmitten einer erschöpften Menschenmenge erreichen und das Gefühl haben, für heute eigentlich schon genug Aufregung erlebt zu haben. Abends kommen Sie dann nach Hause und sind zu müde, um noch etwas anderes zu unternehmen als zu essen und ins Bett zu fallen.

Mit all diesen Begleiterscheinungen kann man sich nur sehr schwer arrangieren, auch wenn man in seiner Arbeit Erfüllung findet, wenn man tut, was einem Spaß macht und wenn man zufrieden ist mit dem Fortgang der eigenen Karriere. Zusätzliche Probleme tauchen allerdings auf, wenn man mit seiner Arbeit unzufrieden ist – wenn man sich langweilt oder sich unterbewertet fühlt; wenn die eigenen Bestrebungen vereitelt werden oder man an einem Arbeitsplatz »klebt«, den man nicht aufgeben kann; und wenn man an einen Arbeitsplatz hochgelobt wurde, der die gegenwärtigen eigenen Fähigkeiten übersteigt.

Natürlich ist nicht jedermann zu jeder Zeit allen diesen zermürbenden Bedingungen ausgesetzt. Aber jeder von uns kennt sie aus Erfahrung, und weil sie alle noch zu unserer Arbeit und den Problemen, für deren Lösung wir bezahlt werden, hinzukommen, denken wir auch nicht viel darüber nach. Wir finden uns damit ab, beißen die Zähne zusammen und kämpfen uns durch – und bekommen es vielfach heimgezahlt, da Anspannung und Streß zunehmen.

Während meiner Tätigkeit im Verlagswesen mußte ich immer viel sitzen, denn ich erledigte Arbeiten, die Konzentration und Sorgfalt verlangten, wie zum Beispiel Korrekturlesen. Der physische Aspekt von »Anspannung im Büro« ist mir nur zu geläufig: ich weiß, was es heißt wenn man am Ende eines Arbeitstages erschöpft und wie zerschlagen ist.

Mir macht es durchaus Spaß, im Büro zu arbeiten. Ich mag die mit dem Verlagswesen verbundene Aufregung, und ich mag vor allem den Zusammenhalt und die Kollegialität von Gleichgesinnten, die ich zu meinem großen Glück erfahren durfte. In den letzten sechs Jahren habe ich in einer Umgebung gearbeitet, die man fast als einzigartig bezeichnen kann: Es ist ein mittelständisches Unternehmen, in dem die Mitarbeiter einander mit Achtung und Hilfsbereitschaft begegnen und sich nicht gegenseitig in den Rücken fallen (oder gar angreifen) – es herrscht echte Kameradschaft unter verantwortungsbewußten Erwachsenen, die meist recht harmonisch zusammenarbeiten. Aber auch hier habe ich genug Streß erfahren: Termine, die einzuhalten waren, einander widersprechende Prioritäten, Arbeiten, die fast ausschließlich unter Zeitdruck standen, und so weiter und so fort. Mit all diesen Faktoren sowie mit der physischen Anspannung muß man fertig werden.

Was mir dabei geholfen hat, ist die Tatsache, daß ich mich seit zwanzig Jahren mit Yoga beschäftige. Ich habe versucht, meine Yoga-Kenntnisse auf mein Leben als Ganzes anzuwenden – nicht nur die Bewegungen und Körperstellungen, sondern auch die Grund-

prinzipien des Yoga. Yoga hat mein Leben in allen Bereichen verbessert und ist sogar zu seiner bewahrenden Kraft geworden. In meinem Arbeitsleben war mir Yoga eine besondere Hilfe, da er Spannungen abbaute und Streß erträglich machte.
Als ich begann, in einem Zentrum mitten in London Yoga zu unterrichten, stellte ich fest, daß sich die Schüler, die meine Kurse frühmorgens und um die Mittagszeit besuchten, in einer ähnlichen Situation wie ich befanden. Sie arbeiteten in Büros, und alle – Sekretärinnen, Verwaltungsbeamte, Abteilungsleiter, Direktorinnen – standen unter Druck und wollten etwas dagegen tun. Die meisten von ihnen hatten vor allem deshalb einen Yoga-Kurs belegt, weil sie lernen wollten, sich zu entspannen und besser mit ihrer Anspannung und ihrem Streß zurechtzukommen. Ich wußte, daß Yoga ihnen helfen konnte, aber es schien mir, als sollte ich doch auch meine eigene Berufserfahrung in den Unterricht mit einbeziehen, um ihnen eine Hilfe speziell gegen die Anspannung und den Streß anbieten zu können, die kennzeichnend für den Büroalltag sind.
Ich richtete eine ganze Reihe von Workshops ein, in denen ich die Schüler mit einfachen, auf Yoga basierenden Bewegungen bekannt machte, die mit Atemübungen verbunden sind und die man in Sitzstellung ausführen kann, ohne dabei den Schreibtisch verlassen zu müssen. Ich nannte sie »Yoga im Büro«, und sie erwiesen sich als nützlich: Die Schüler hatten Spaß daran und berichteten, daß sie das Erlernte auch am Arbeitsplatz anwenden konnten.
Eine begleitende Broschüre als Gedächtnisstütze für die Übungen und ihre Ausführung war die Keimzelle für dieses Buch. Ich begann, über die Notwendigkeit eines solchen Buches nachzudenken. Es würde sicher als sehr hilfreich begrüßt werden. Also habe ich es geschrieben. Ich möchte damit gern mein Wissen darüber vermitteln, wie man den Streß des Büroalltags handhabt, und Dinge weitergeben, die meine Yoga-Praxis mich gelehrt hat, in der Hoffnung, daß die praktischen Ratschläge und Einsichten, die ich anzubieten habe, auch Ihnen helfen werden, effektiver mit dem Druck fertig

zu werden, unter dem Sie stehen; damit die acht oder mehr Stunden, die Sie täglich arbeiten, zu glücklicheren, schöneren Stunden werden; damit Ihr Arbeitsalltag angenehmer wird, mit mehr Freude und weniger Anstrengung verbunden; und damit Sie davon in Ihrem Leben als Ganzes profitieren.

Sie werden sich selbst besser helfen können, als Sie dies für möglich halten. Sie können zum Beispiel einfache Veränderungen auf einem ganz praktischen Gebiet herbeiführen, um die Qualität Ihres Arbeitsalltags zu verbessern.

Im ersten Kapitel erfahren Sie, wie Sie den Arbeitsplatz und die Einrichtung – Stuhl, Schreibtisch, Beleuchtung usw. – beurteilen und verbessern können. Die einfachsten Veränderungen, wie das Umstellen einer Lampe in die geeignete Position oder das Verstellen eines Stuhls auf die richtige Höhe können merklich zu Zufriedenheit und Wohlbefinden beitragen. In diesem Kapitel wird auch erklärt, wie man richtig sitzt. Auch wenn Sie der Meinung sind, zu wissen, wie man richtig sitzt, lassen Sie diesen Teil nicht aus: Er ist wichtig. Eine gute Sitzhaltung trägt in entscheidendem Maße zum Wohlbefinden bei, denn die Sitzhaltung betrifft nicht nur das Verhältnis aller Körperteile zueinander, sondern, was noch viel wichtiger ist, die Atmung.

Die richtige Sitzhaltung ist Ausgangspunkt für alle Übungen in den Kapiteln 2, 3 und 4. Diese Übungen können Sie allesamt auf einem Stuhl vor dem Schreibtisch sitzend ausführen, um Spannung, Unbehagen und Schmerz zu lösen: um Ihre Vitalität wieder aufzufrischen, so daß es Ihnen den ganzen Tag über rundherum bessergeht.

Wenn Sie zunächst noch bei dem Gedanken zögern, Sie könnten vielleicht dabei die Aufmerksamkeit anderer auf sich ziehen, werden Sie beim Lesen schon feststellen, daß Sie eine ganze Reihe von in diesen Kapiteln beschriebenen Übungen unauffällig ausführen können, so daß niemand etwas davon merkt. Fangen Sie mit diesen Übungen an, und gehen Sie zu den anderen über, sobald Sie etwas mehr Zutrauen haben. Machen Sie sich nichts daraus, wenn man Ihr Tun zunächst belächelt – Sie werden schon bald sehen, daß Ihre Kollegen sich Ihnen anschließen! Vielleicht wollen Sie die Übungen zunächst lieber zu Hause ausprobieren, so daß Sie wissen, mit welchen Sie ohne Schwierigkeiten am Arbeitsplatz beginnen können und wie sie auszuführen sind.

Im fünften Kapitel wird die Atmung behandelt. Bewußtes Atmen und die Koordination von Atmung und Bewegung sind für Yoga wesentlich. In diesem Kapitel wird das Prinzip erklärt; ebenso wird dargelegt, warum es so wichtig ist, gut zu atmen, und wie Yoga dabei behilflich sein kann. Damit kommen wir zu Kapitel 6, in dem ein paar Bewegungs- und Atemzyklen beschrieben sind, die im Stehen ausgeführt werden. Wenn Sie die Möglichkeit haben, sich für ein paar Minuten in eine stille Ecke zurückzuziehen, oder wenn Sie vielleicht ein paar ruhige Minuten Zeit haben, in denen nicht zu viele Menschen um Sie herumstehen, dann werden Sie diese Übungen als besonders hilfreich empfinden. Der gesamte Körper wird dabei gedehnt, die Atmung angeregt, die Energie aufgetankt, und alle Belastungen werden abgeschüttelt.

Diese sechs Kapitel sind der »praktische« Teil des Buches. Die Übungen werden Ihnen helfen, schmerzende Muskelspannungen zu lösen oder, noch besser, ihnen zuvorzukommen, bevor sie weh tun. Alle Übungen sind mit Atmen verbunden – eine entsprechende Anleitung ist jeweils vorhanden –, das wird der Blutzirkulation guttun und die Konzentrationsfähigkeit steigern. Außerdem werden Sie feststellen, daß Sie mit Hilfe dieser Übungen Ihren Energievorrat besser halten können und daß Sie sich schwungvoller an die Arbeit begeben.

Das siebte Kapitel beschäftigt sich mit dem A und O Ihres Arbeitstages. Es enthält Vorschläge, wie man die Zeit, die man auf dem Weg zum und vom Arbeitsplatz und während der Mittagszeit verbringt, besser nutzen kann.

Kapitel acht faßt zusammen, was man während der Arbeitszeit tun kann, um die Anspannung zu lösen, die man in besonderen Situationen empfindet, und was man tun kann, wenn man zu beschäftigt und überlastet ist, um sich auch darüber noch Gedanken machen zu können!

Für diejenigen, die durch dieses Buch zum ersten Mal mit Yoga in Berührung kommen, enthält das abschließende Kapitel Vorschläge, wie und wo man Yoga-Kurse findet, sowie Ratschläge, wie man Yoga zu Hause ausübt. Diejenigen, die ein weitergehendes Interesse an Yoga entwickeln, wollen vielleicht mehr darüber lesen: Entsprechende Literaturhinweise befinden sich am Schluß des Buches.

Sie werden schon bald feststellen, daß Yoga sehr viel mehr als nur körperliche Ertüchtigung bietet. Dieser spezielle Aspekt ist den meisten Menschen westlicher Kulturkreise geläufig. Die Bewegungsabläufe und Körperstellungen des Yoga bieten ja auch ausgezeichnete Trainingsmöglichkeiten. Systematisch behandeln sie Muskeln und Gelenke, um nicht nur Geschmeidigkeit, sondern auch Kraft, Ausdauer, Ausgewogenheit und Widerstandskraft zu stärken. Sie fördern die richtige Funktion aller Körpersysteme und unterstützen die körpereigene Entgiftung.

Yoga ist in der Tat ein allumfassendes System, mit dem Ausgeglichenheit und Harmonie für den Menschen als Einheit geschaffen werden: physisch, emotional, geistig und seelisch. Yoga ist eine Reise zum Selbst. Das Ziel dieser Reise ist das Erkennen des eigenen Potentials. Wenn Sie sich auf diese Reise begeben, werden Sie sich entwickeln und verändern. Yoga kann Ihnen helfen, gesünder, entspannter und zufriedener zu werden, kräftiger und selbstdisziplinierter. Er bringt Ihnen mehr Vitalität und Optimismus und hilft Ihnen, die Probleme des Alltags positiver, kreativer anzugehen.

Neben den Schwierigkeiten und Frustrationen, die das Zusammenleben mit anderen Menschen an unserem Arbeitsplatz manchmal mit sich bringt, können physische Schmerzen im Nacken nebensächlich erscheinen. Aber es ist leichter, sich auch mit diesen zu

beschäftigen, da man an Stabilität und Bewußtsein gewinnt und sich die Einstellung zu den Dingen ändert.
Was wir sind, wie wir uns als Individuen entwickeln und was aus uns wird, ist im wesentlichen bestimmt durch unsere Einstellung, unsere Gedanken. Wir können unsere Situation und unsere Lebensumstände bis zu einem gewissen Grad steuern (obwohl dies mehr oder weniger sein kann, als wir annehmen). Unsere Mitmenschen können wir nicht steuern, sollten dies auch nicht anstreben. Aber unsere Einstellung und unsere Gedanken lenken wir sehr wohl, ebenso unsere Reaktionen auf Situationen und andere Menschen. Das bezieht sich sowohl auf unser Arbeitsleben als auch auf unsere persönlichen Beziehungen. Wir können uns verändern: Wenn wir das einmal verstanden haben, sind die Möglichkeiten zur Verbesserung unserer eigenen Lebensqualität und der anderer Menschen um uns herum breit gefächert.
Yoga weist uns den Weg zu dieser Transformation und stellt uns die Mittel dazu zur Verfügung.

Kapitel 1

Sitzen

Ganz gleich, welche Arbeit Sie erledigen, wie groß Ihr Verantwortungsbereich ist und welche Position Sie in Ihrer Firma bekleiden – man kann wohl davon ausgehen, daß Sie Ihre Arbeitszeit zum größten Teil im Sitzen verbringen.
Eine schlechte Haltung, ob im Sitzen oder im Stehen, ermüdet und schadet der Gesundheit: Die Muskeln müssen unnötige Arbeit leisten, Knochen und Bänder werden strapaziert, man kann nicht frei atmen, die Blutzirkulation wird behindert und die Verdauung ist beeinträchtigt. Daher ist eine gute Sitzhaltung von entscheidender Bedeutung. Zunächst müssen Sie Ihre Arbeitsgeräte einer kritischen Prüfung unterwerfen: den Stuhl, die Arbeitsfläche und die Beleuchtung. Dann müssen Sie sich selbst und Ihre Sitzhaltung in Augenschein nehmen.

Der Stuhl

Nur wenige Stühle sind so konstruiert, daß man gut darauf sitzen kann. Es gibt zwar durchaus annehmbare, gut gebaute Bürostühle, die aber sehr teuer sind. Daher ist es unwahrscheinlich, daß Sie einen solchen Stuhl haben. Dennoch können Sie den Stuhl, der Ihnen zur Verfügung steht, bestimmt verbessern, wenn er nicht gerade kaputt ist, wackelt oder sogar schon gänzlich ein Wrack ist. Dann sollten Sie darum bitten, daß er repariert oder durch einen besseren ersetzt wird. Geben Sie sich nicht mit einem Stuhl zufrieden, der nicht auf die für Sie richtige Höhe eingestellt werden kann oder der so schief ist, daß Sie nur mit gekrümmter Wirbelsäule darauf sitzen können. Ihre Gesundheit und demnach auch Ihre Arbeit haben darunter zu leiden.

Konventionelle Bürostühle sind in der Regel in der Höhe verstellbar. Prüfen Sie genau nach, ob die Höhe Ihres Stuhles sowohl Ihrem Körperbau als auch der Höhe Ihres Schreibtisches oder Pultes entspricht. Er sollte so eingestellt sein, daß der Körper sich nicht auf ungesunde Art und Weise den Möbeln anpassen muß. Es muß möglich sein, daß Sie sich an die Arbeit setzen, ohne Wirbelsäule oder Brustkorb nach vorn abknicken zu müssen, den Rücken zu beugen, die Schultern zu krümmen oder den Nacken einzuziehen.

Es mag ein paar Tage dauern, bis Sie die richtige Position gefunden haben, denn Sie müssen mit verschiedenen Höheneinstellungen experimentieren. Aber fahren Sie damit so lange fort, bis Sie das Gefühl haben, die richtige Einstellung gefunden zu haben. Eine noch so geringe Veränderung der Sitzhöhe kann entscheidend zu Ihrem Wohlbefinden beitragen. Kleinwüchsige Menschen werden wahrscheinlich genau wie ich herausfinden, daß sie relativ hoch sitzen müssen – aber dann baumeln die Füße, und man verliert das Gleichgewicht, was wiederum den Rücken belastet. Die Füße müssen fest und flach auf dem Boden stehen. Legen Sie sich also etwas unter: ein paar Telefonbücher, einen Hocker oder einen leeren Ablagekasten.

Bei Menschen von großem Wuchs hängt die Einstellung davon ab, ob sie eher einen langen Rumpf haben (in diesem Fall sollte mit der Sitzhöhe experimentiert werden, damit man im richtigen Verhältnis zur Arbeitsfläche sitzt) oder lange Beine (dann müssen vielleicht die Füße weiter vom Körper weggestellt und der Winkel zwischen Waden und Oberschenkeln vergrößert werden).

Menschen mit langen Beinen winden diese oft um die Stuhlbeine – wahrscheinlich weil sie nicht wissen, wohin damit. Das sollte unbedingt vermieden werden, denn es stört die Durchblutung. Aus demselben Grund sollte man, unabhängig von der Körpergröße, vermeiden, die Beine übereinanderzuschlagen.

Auch wenn ein Stuhl mit Armlehne im allgemeinen als Statussymbol gilt, als Anerkennung, daß sein Besitzer es zu etwas gebracht hat, so ist ein Stuhl ohne Armlehnen auf jeden Fall zu bevorzugen. Wenn man sich auf die Armlehnen stützt, um Ellbogen und Unterarme »auszuruhen«, ist man unweigerlich dazu gezwungen, die Schultern anzuheben, vor allem wenn man einen kurzen Rumpf hat. Die Muskeln in Nacken, Schultern und Oberkörper verrichten dann nutzlose Arbeit und erzeugen Verspannungen. Da in diesem Bereich ohnehin schon die meiste körperliche Spannung entsteht, sollte man wirklich vermeiden, noch mehr zu produzieren. Versuchen Sie, die Schultern immer nach hinten zu ziehen und unten zu halten und die Hände in den Schoß zu legen, wenn Sie sie nicht zum Arbeiten benötigen.

Beliebt sind seit etwa zehn Jahren die skandinavischen Kniestühle, deren preiswertere Nachbildungen vor allem über Versandhäuser zu erwerben sind. Ich stehe ihnen mit gemischten Gefühlen gegenüber. Sie ermöglichen eine Sitzhaltung, bei der die Hüften höher liegen als die Knie, was eine aufrechte Haltung der Wirbelsäule fördert. Auf diesen Stühlen spürt man eher, wenn man vornüberkippt, und kann die Haltung korrigieren. Die inneren Organe haben mehr Platz, so daß sie besser funktionieren, die Brust bleibt offen und der Brustkasten frei, so daß man freier atmen kann. Die Beine jedoch bleiben in einer starren Haltung, was zu steifen Kniegelenken führen kann; und auf den Schienbeinen lastet ein erheblicher Druck, was bei längerem Sitzen unbequem wird.

Falls Sie einen Kniestuhl benutzen wollen, sollten Sie auf jeden Fall versuchen, so oft wie möglich aufzustehen und sich zu bewegen. Und legen Sie sich ein Modell zu, das in der Höhe verstellbar ist und Rollen hat, so daß Sie die Stellung leicht verändern können: Die meisten Modelle sind für den Gebrauch im Büro nicht geeignet, und die wenigen, die man benutzen kann, sind die (teuren) skandinavischen Versionen.

Viel besser sind Stühle, deren Rückenlehne das Kreuz korrekt abstützt und deren Sitzhöhe sich automatisch auf die Unterschenkellänge ihres Benutzers einstellt. Die Sitzfläche selbst ist leicht geneigt. Damit liegen die Hüften über Kniehöhe, und der Druck auf die Wirbelsäule wird geringer, so daß sie gedehnt werden kann.

Die Arbeitsfläche

Ihre Arbeitsfläche sollte so hoch sein, daß Sie ohne weiteres mit entspannt hängenden Schultern daran arbeiten können. Das werden Sie im wesentlichen durch Einstellen der Sitzhöhe erreichen müssen, da man an der Höhe eines Tisches nicht viel verändern kann. Danach sollten Sie prüfen, in welchem Winkel die Arbeit zu den Augen steht.

Bei einer horizontalen Fläche zum Schreiben und Lesen ist man versucht, sich vornüber zu beugen, um einen für die Augen angenehmen Abstand und Winkel zur Arbeit zu finden. Mit einer schräggestellten Arbeitsfläche wird die Arbeit in das richtige Verhältnis zum Blick gesetzt, so daß man arbeiten kann, ohne den Kopf neigen und die obere Rückenpartie nach vorn beugen zu müssen. (Schon mittelalterliche Mönche und Hersteller von viktorianischen Schulpulten haben das erkannt!) Es gibt ein Tischgestell aus Plexiglas in Form eines Lesepults. Es ist nicht allzu teuer, und die Investition lohnt sich. Es sieht eher wie ein Zeichenbrett aus, ist aber durchsichtig, so daß man Blätter, die daruntergerutscht und durcheinandergeraten sind, wieder finden kann.

Wenn Sie sehr viel an der Schreibmaschine oder an Texterfassungsgeräten arbeiten, ist Ihnen wahrscheinlich ein Unbehagen in Rücken, Nacken und in den Schultern schmerzhaft bewußt, hervorgerufen durch die unnatürliche Kopfhaltung, zu der Sie durch die Arbeit gezwungen sind, da Sie ständig zur Seite und nach unten auf das abzuschreibende Manuskript schauen müssen. Es gibt ein festes Gestell, den sogenannten Manuskripthalter, der die Arbeit in Augenhöhe hält, so daß man geradeaus blicken kann, wodurch die Wirbelsäule, Nacken- und Schulterpartie entlastet werden.

Wenn Sie keinen Manuskripthalter unterbringen können, legen Sie

zumindest das abzuschreibende Manuskript immer wieder auf eine andere Seite, damit Sie den Kopf nicht immer in dieselbe Richtung drehen müssen. Die Seite, zu der Sie normalerweise schauen, wird für Sie immer »die natürlichere« sein, also werden Sie hierfür ein wenig Disziplin benötigen; aber die Mühe lohnt sich, denn wenn man immer nur nach einer Seite blickt, können sich im Bereich des Nackens und der Wirbelsäule ernsthafte Probleme ergeben.
Ich habe jahrelang eine Schreibschräge und einen Manuskripthalter benutzt und fand beide außerordentlich hilfreich.

Die Beleuchtung
Die meisten Büros sind heute mit Leuchtstofflampen ausgerüstet, die den Raum ausreichend beleuchten und sparsam im Verbrauch sind. Es gibt Menschen, die Leuchtstofflampen mögen: anderen gefallen sie nicht so gut. Wenn diese Lampen Ihnen persönlich unangenehm sind, sollten Sie sich überlegen, ob Sie sich nicht eine Schreibtischlampe oder zwei zulegen, die Büro oder Arbeitsplatz mit weicherem, direkterem Licht versorgen. Wenn die Firma sie Ihnen nicht zur Verfügung stellt, sollten Sie sich vielleicht selbst eine kaufen. Wahrscheinlich verbringen Sie mehr Zeit im Büro als anderswo, so daß eine kleine Investition zugunsten Ihres Wohlbefindens und Ihrer Gesundheit wirklich keine Extravaganz ist.

Die Sitzhaltung
Wenn Sie richtig sitzen, d. h. mit aufrechter Wirbelsäule und geradem Becken, das so das Gewicht des Oberkörpers stützt, befindet sich Ihr Körper in Ruhestellung. Mit dem Erlernen der richtigen Sitzhaltung tragen Sie entscheidend zu Ihrem Wohlbefinden während des Arbeitstages bei.
Unser Körperbau verlangt daß wir auf den »Sitzknochen« sitzen – den beiden abgerundeten Knochen an der Unterseite des Beckens.

Wenn Sie in dieser Haltung sitzen, steht das Becken aufrecht und gerade und kann Wirbelsäule, Nacken und Kopf stützen sowie das gesamte Gewicht des Oberkörpers. Genau das ist seine Aufgabe, und dafür ist es gebaut.

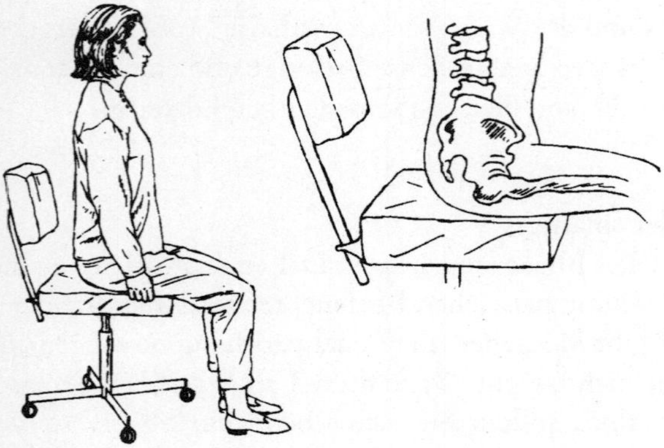

Ist das Becken gerade – wie Sie es den Zeichnungen entnehmen können –, kann die Wirbelsäule sich darauf aufrichten und sich dehnen und knickt nicht ein. Der Druck auf die Wirbel, vor allem auf die fünf Lendenwirbel des unteren Wirbelsäulenbereichs, läßt nach, und die gesamte Wirbelsäule ist geschützt.

Für gewöhnlich neigt man jedoch dazu, sich vornüberzubeugen, wie die Zeichnung zeigt: Man sitzt auf dem Steißbein, dem unteren Ende der Wirbelsäule. Dabei kippt das Becken nach hinten in eine Position, bei der die Wirbelsäule nicht abgestützt werden kann. Was dann geschieht, ist, daß Sie nach hinten fallen und sich vom Stuhl abstützen lassen. Damit sackt die Brust in sich zusammen, die Lungen werden eingeengt und die Atmung beeinträchtigt. Außerdem wird auf diese Weise Druck auf die Wirbel ausgeübt; die Bauchorgane werden eingeklemmt, so daß sie nicht richtig funktio-

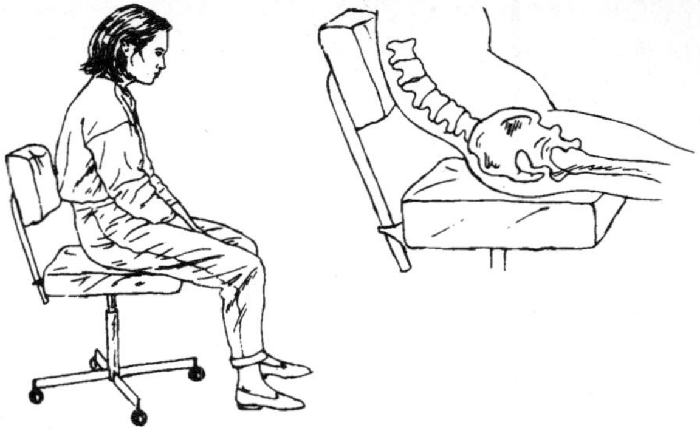

nieren können. Die Durchblutung des gesamten Körpers ist davon betroffen. Das Ergebnis ist Müdigkeit, Reizbarkeit, Konzentrationsmangel, Muskelreißen und Schmerzen, möglicherweise sogar Verstopfung und andere kleinere Beschwerden. Und der Druck auf die Wirbel, für den sie nicht gebaut sind, kann schließlich zu ernsten Problemen führen, wie zum Beispiel zu Sakroiliakalleiden und Ischias, sowie zum sogenannten »Hexenschuß« und Bandscheibenvorfall.

Die Zeichnungen zeigen, was in der richtigen und falschen Haltung jeweils mit der Wirbelsäule geschieht, und die meisten von Ihnen werden sich auf dieser Seite wiedererkennen – zumindest manchmal.
Eine gute Sitzhaltung fängt bei den Sitzknochen an. Wenn Sie sich nicht sicher sind, wo sich die Sitzknochen befinden, oder wie es ist, auf ihnen zu sitzen, sollten Sie zunächst zu Hause auf einem festen Küchenstuhl oder einem Holzstuhl üben. Ihr Bürostuhl ist sicher gut gepolstert, und ich glaube kaum, daß jemand seine Sitzknochen auf einer weichen Unterlage spürt. Aber wenn Sie einmal die richtige Sitzhaltung auf einer festen Unterlage erlebt haben, werden Sie

dieses neue Gefühl und Ihre neue Fähigkeit auf den Arbeitsplatz übertragen können.

Und so nehmen Sie die richtige Haltung ein:

Sie setzen sich auf die vordere Stuhlhälfte. Die Füße stehen in Hüftbreite parallel zueinander flach auf dem Boden. Auch die Knie sind hüftbreit auseinander und etwas niedriger als die Hüften. In dieser Haltung fällt es leichter, das Becken in einer geraden, aufrechten Position zu halten.

Nun schieben Sie die Handflächen unter das Gesäß und bewegen die Finger, bis Sie zwei kleine, runde Erhebungen spüren. Das sind die Sitzknochen.

Auf diesen Sitzknochen schaukeln Sie jetzt mit dem Rumpf vor und zurück und kippen dabei das Becken nach vorn und nach hinten. Sie werden feststellen, wie sich der Druck auf die Finger bei dieser Bewegung verstärkt und verringert. Wenn der Druck am stärksten ist, haben Sie genau die Stellung erreicht, in der die Sitzknochen den Oberkörper im Gleichgewicht halten.

In dieser Lage ist das Becken gerade und aufrecht. Der untere Bereich der Wirbelsäule (Lendenwirbel) steht fast senkrecht und kann sich jetzt aus dem Becken heraus aufrichten.

Sie ziehen die Schultern zu den Ohren hoch, dann leicht nach hinten und drücken die Schulterblätter zusammen. Lassen Sie die Schultern nun nach unten sinken und in dieser Stellung bleiben. Lassen Sie die Arme gelöst herabhängen.

Nun dehnen Sie die Wirbelsäule. Strecken Sie sich zunächst leicht vom Becken her nach oben, und setzen Sie dabei die Rücken- und Schultermuskulatur ein. Spüren Sie, wie Sie zwischen Rippen und Brustkasten und zwischen jedem einzelnen Wirbel Raum schaffen. Gleichzeitig spüren Sie, daß Sie die Vorderseite des Körpers strecken: vom Schambein bis zur oberen Brustpartie.

Die Schultern bleiben weiterhin unten. Sie ziehen das Kinn ein und neigen den Kopf nach vorn, so daß der Nacken gedehnt wird. Dann heben Sie langsam das Kinn und lassen den Hals länger werden, ohne ihn zu verkrampfen. Richten Sie die Schädeldecke nach oben. Spüren Sie, wie Sie zwischen Ohren und Schultern Raum schaffen. Stellen Sie sich vor, daß ein unsichtbarer Faden, der an Ihrer Schädeldecke befestigt ist, Sie leicht zur Decke hin zieht.

Prüfen Sie, ob Ihr Kinn gerade steht, d. h. parallel zum Boden, weder eingezogen noch vorspringend. Die Lippen liegen leicht aufeinander, die Zähne sind etwas geöffnet. Lassen Sie den Unterkiefer ein wenig fallen, und prüfen Sie die Lage der Zunge: Wenn Sie feststellen, daß sie unter dem Gaumen klebt, schlucken Sie einmal leicht, und lassen Sie dann die Zunge unten im Mund liegen, direkt hinter der unteren Zahnreihe.

Mildern Sie den Blick: Sie sollten nicht vor sich hin starren, sondern nur schauen und stetig und gleichmäßig atmen.

Jetzt haben Sie die richtige Sitzhaltung. Das Becken ist gerade und stützt die Wirbelsäule, die sich frei aufrichten kann. Die Brust ist offen, der Brustkorb kann sich frei bewegen und gibt auf diese Weise den Lungen genügend Raum, richtig zu arbeiten. Die inneren Organe haben genug Platz, um optimal funktionieren zu können, was wiederum die Durchblutung, die Verdauung und Ausscheidung fördert. Der gesamte Körper ruht in sich, ist ausgeglichen, bildet eine Linie, ist gut abgestützt und gleichzeitig entspannt.

Das ist eine erholsame Haltung für den Körper, denn er unterliegt an keiner Stelle einer unnötigen Belastung.

Bleiben Sie ein paar Minuten in dieser Haltung sitzen. Beobachten Sie Ihren Körper, Ihre Position und das Gefühl der Länge, der aufrechten Haltung, der Ausgeglichenheit und der Leichtigkeit. Es mag sein, daß Sie sich ruhiger, frischer fühlen und meinen, klarer denken zu können. Oder Sie fühlen sich einfach nur seltsam, anders; auch ein Gefühl der Verspannung kann auftreten, wenn für bestimmte Muskeln die neue Tätigkeit ungewohnt ist. Beobachten Sie nur, was Sie spüren, und machen Sie es sich bewußt.

Verfolgen Sie Ihren Atem. Vielleicht stellen Sie fest, daß er langsamer, tiefer oder weniger verkrampft als vorher ist. Bemühen Sie sich nicht, ihn zu steuern oder zu regulieren – auch hier gilt wieder: nur beobachten, nicht beurteilen.

Haben Sie die richtige Sitzhaltung einmal gespürt, nehmen Sie sie bei der Arbeit und zu Hause immer dann ein, wenn Sie daran denken. Mit der Zeit werden Sie sich mehr und mehr bewußt, wie Sie sitzen. Sie spüren vielleicht ein Ziehen, wenn Sie sich vornüberbeugen, und merken, wie unwohl Sie sich eigentlich dabei fühlen, und Sie werden sich immer korrigieren, sobald Sie sich dabei erwischen.

Vielleicht finden Sie die richtige Sitzhaltung zunächst einmal anstrengend. Sollte dies so sein, so liegt es daran, daß Ihre Rückenmuskulatur relativ schwach ausgebildet und nicht daran gewöhnt ist, Sie in aufrechter Position zu stützen. Tatsächlich müssen Sie sich zum Ziel setzen, diese Muskeln zu stärken, so daß Sie sich eher auf diese zuverlässige Stütze als auf die Rückenlehne Ihres Stuhls verlassen können! Am Ende wird es für Sie erholsamer sein, auf diese Weise aufrecht zu sitzen. Aber haben Sie Geduld mit sich. Wenn Sie sich bislang immer nur vornübergebeugt haben, sind Ihre Muskeln einfach schwach und brauchen Stärkung. Eine korrekte Sitzhaltung, verbunden mit entsprechenden Übungen, wird dafür Sorge tragen, aber es braucht Zeit. Sollten Sie in der Zwischenzeit doch einmal Ihre Rückenlehne als Stütze brauchen, setzen Sie sich aufrecht mit dem unteren Teil der Wirbelsäule dagegen – und empfinden Sie keine Schuldgefühle!

Eine korrekte Sitzhaltung ist zwar sehr wichtig, von großer Bedeutung ist aber auch, daß man nicht zu lange in derselben Position verweilt. Daher sollten Sie versuchen, sich so oft wie möglich zu bewegen – wobei die Arbeit natürlich nicht zu kurz kommen darf. Versuchen Sie, die Arbeit wenn irgend möglich so zu organisieren, daß Ihre Aufgaben variieren: Sitzen Sie nicht zu lange an ein und derselben Arbeit. Lassen Sie sich etwas einfallen: Finden Sie Entschuldigungen, die Ihnen erlauben, den Schreibtisch zu verlassen. Lernen Sie, ihn als temporäre Arbeitsstation zu betrachten, als einen Platz, an dem Sie bestimmte Aufgaben erledigen, und nicht als ein Gefängnis, das Sie an Händen und Füßen fesselt. Sie sollten Botengänge, für die Sie Ihr Zimmer verlassen müssen, eher suchen als vermeiden. Gehen Sie zu Ihren Kollegen hin, statt sie anzurufen. Benutzen Sie die Treppe und nicht den Aufzug. Stehen Sie so oft

wie möglich auf – zum Beispiel, während Sie telefonieren oder Papiere ordnen –, um die Position zu verändern.
Eine gute Sitzhaltung fördert Gesundheit und Wohlbefinden und hilft, ernsthafte Rückenbeschwerden sowie die verschiedenen Schwierigkeiten zu vermeiden, die daraus resultieren, daß man nicht frei durchatmen kann. Wenn Sie sich einmal angewöhnt haben, mit aufrechter Wirbelsäule zu sitzen und nicht die Schultern nach vorn oder die Brust einsinken zu lassen, werden Sie wahrscheinlich feststellen, daß Sie weniger schnell ermüden, daß Sie voller und tiefer durchatmen und daß ebendiese aufrechte Haltung Ihnen das Gefühl verleiht, lebendiger, zugänglicher und positiver eingestellt zu sein.
Aber der Körper braucht Bewegung und leidet ohne sie. In den folgenden Kapiteln schauen wir uns an, was man täglich tun kann, um Muskeln zu lockern, die verkrampft und verspannt sind, und um Gelenke elastischer zu machen, die durch zu vieles Sitzen steif geworden sind – und wie man vielleicht sogar diese unangenehmen Erscheinungen für immer verbannen kann.

Kapitel 2

Übungen im Sitzen

Vermutlich sind Sie der Meinung, Körpertraining müsse man von der Alltagsroutine trennen und sich jeweils zu Beginn oder am Ende eines Arbeitstages ein wenig Zeit dafür nehmen. Und natürlich ist es wunderbar, wenn Sie regelmäßiges Training in Ihren Alltag einbauen können – Schwimmen, Jogging, Radfahren, Wandern oder Yoga-Übungen –, entweder um sich einen guten Start am Morgen zu verschaffen oder um sich am Abend zu beleben und zu erfrischen.

Wenn Sie sich jedoch zusätzlich noch angewöhnen, Bewegung in Ihren Büroalltag aufzunehmen, werden Sie Verspannungen und Überlastungen während der Arbeitszeit verhindern können.

Bei einem traditionellen Yoga-Kurs oder einer Anzahl Übungen, die man zu Hause durchführen kann, würde man zunächst einmal ein paar einfache Bewegungen erwarten, mit denen die Gelenke vorbereitet und gelockert und die Muskeln aufgewärmt werden, bevor man zu intensiverer Arbeit übergeht; auch würden solche Übungen in der Regel aufeinander abgestimmte Bewegungen für die Wirbelsäule und den gesamten Körper beinhalten. Sehr wahrscheinlich würde man zu Beginn und ganz sicher am Ende eine Entspannungsphase einlegen.

Übungen im Büro sehen anders aus. Sie achten tagsüber darauf, wie Sie sich fühlen, und nehmen sich hier und da ein wenig Zeit – etwa ein paar Minuten pro Stunde –, um die Dehnübungen auszuführen, die Sie gerade brauchen. Sie sollten dabei keine Wunder für die eigene Entwicklung und keine überragenden Fortschritte erwarten, aber Sie werden in der Lage sein, Verspannungen in erheblichem Maß abzubauen und weiteren Verspannungen vorzubeugen. Wenn Sie der Gedanke schreckt, im Büro zu üben, wo jedermann

Sie sehen kann, machen Sie sich bitte keine Sorgen. Man kann viele Bewegungen ganz unauffällig ausführen, und man wird mutiger, je stärker man den Nutzen dessen spürt, was man für sich tut.

Jeder Mensch befindet sich in einer anderen Arbeitssituation, und jeder muß für sich entscheiden, welche Übungen in der entsprechenden Situation am besten geeignet sind. Aber in diesem und in den nächsten beiden Kapiteln finden sich genügend Anregungen, die Ihnen persönlich entscheidend weiterhelfen, ganz gleich, wie förmlich und unsympathisch Arbeitsplatz und/oder Kollegen sind. Arbeiten Sie in einer freundlichen, etwas lockeren Atmosphäre, können Sie alle Übungen ausführen. Unter einer Vielzahl von Bewegungen können Sie jene auswählen, die Ihrer jeweiligen Situation und Ihren Bedürfnissen entsprechen.

Wenn Sie die Übungen ausführen, tun Sie es so konzentriert wie möglich. Versuchen Sie abzuschalten, und vertiefen Sie sich in die Übungen. Auch wenn Sie nur eine oder zwei Minuten auf diese Weise verbringen, kommen Sie innerlich zur Ruhe, und der Körper wird gestreckt. Erfrischt begeben Sie sich danach wieder an die Arbeit.

Trainieren Sie in Ruhe: nur keine Hast. Yoga hat nichts mit »Leistung« zu tun: Sie müssen nichts »erreichen« oder »erledigen«. Sie entspannen. Vermeiden Sie, Muskeln einzusetzen, die für eine Bewegung nicht benötigt werden, so daß Sie nicht zusätzliche, überflüssige Verspannung schaffen.

Verursacht eine Übung Schmerzen oder Unbehagen, dann ist sie für Sie noch zu schwierig. Sie sollten sie daher auslassen. Das gilt für alle Übungen in diesem Buch, besonders jedoch für die Nacken- und Wirbelsäulenübungen. Schmerzen sollte man nicht akzeptieren in dem Glauben, daß »alles, was weh tut, nur gut sein kann«. Das stimmt nicht. Durch Schmerzen teilt der Körper Ihnen mit, daß das, was Sie da tun, gerade *nicht* gut für Sie ist. Schmerzen sind immer ein Zeichen dafür, daß Sie aufhören müssen. (Daran muß man wahrscheinlich bei den Übungen während der Arbeitszeit noch stärker denken als in einem Kurs oder bei Übungen zu Hause, da Muskeln bewegt werden, die zu Beginn noch sehr angespannt sind.) Das heißt aber nicht, daß Sie diese Übung für immer vergessen können: Sie werden feststellen, daß Sie, je kräftiger und elastischer Sie werden, Dinge tun können, zu denen Sie vor Wochen und Monaten noch nicht in der Lage waren. Die goldene Regel heißt immer: Hören Sie auf Ihren Körper.

Die Übungen in diesem Buch sind viel zu zahlreich, als daß man sie an einem Arbeitstag alle ausführen könnte. Ich schlage vor, arbeiten Sie das Buch durch, und gewöhnen Sie sich an alle Übungen, so daß Sie in der Lage sind, im Bedarfsfall diejenigen anzuwenden, die Ihnen jeweils am meisten helfen. Wenn zum Beispiel Hals und Schultern Ihre besondere Spannungszone sind, werden Sie wahrscheinlich die Übungen in diesem Kapitel häufig heranziehen. Wenn Sie viel tippen, schreiben oder programmieren, werden Sie wohl die Übungen für Finger und Hände in Kapitel 4 in Ihren Tagesablauf einbauen. Wenn Sie lange auf einen Bildschirm schauen müssen, sind die Übungen für die Augen, ebenfalls in Kapitel 4, nützlich für Sie – und so weiter. Sie werden das tun wollen, was Ihnen zu gegebener Zeit am meisten hilft. Daher ist es zunächst einmal sehr wichtig, sich bewußtzumachen, wie man sich fühlt, und aktiv zu werden, sobald es notwendig erscheint, das heißt, bevor der Hals sich völlig verspannt oder Kopfschmerzen auftreten.

Wenn Ihnen die Übungen Spaß machen, können Sie sie natürlich auch zu Hause ausführen, wo Sie mehr Zeit haben. Alle Übungen in den Kapiteln 2, 3 und 4 können ebensogut im Stehen ausgeführt werden (außer das Kreisen beider Fußgelenke gleichzeitig). Man kann sie auch auf dem Boden sitzend, in Kniestellung, mit gekreuzten Beinen oder mit gestreckten Beinen ausführen. Die Übungen für Zehen, Fußgelenke, Knie, Hüften, Finger, Handgelenke und Ellbogen (nicht jedoch diejenigen für die Schultern) können auch im Liegen ausgeführt werden.

Die Anleitungen für die meisten Übungen enthalten Anweisungen für die Atmung. Aus drei verschiedenen Gründen sollte man sie unbedingt befolgen:

- Wenn man auf die Atmung achtet, kann man sich besser auf die Bewegungen konzentrieren, und je stärker man sich konzentrieren kann, desto mehr wird man von den Bewegungen profitieren.
- Die Koordinierung von Bewegung und Atmung führt zu vollerem, tieferem Durchatmen.
- Körper und Geist werden auf diese Weise zu einem harmonischen Ganzen vereint. Auch wenige Übungsminuten bringen sowohl geistig als auch körperlich Ruhe und Frieden.

Wenn keine speziellen Atemanweisungen vorgegeben sind, atmen Sie während der Übung frei und normal. Wenn Sie feststellen, daß Sie den Atem anhalten, atmen sie leicht aus und fahren dann mit dem normalen Atmen fort.
Geatmet wird nur durch die Nase, nicht durch den Mund.
Die Ausgangsposition für alle in diesem Kapitel beschriebenen Übungen ist die Sitzhaltung, wie wir sie in Kapitel 1 kennengelernt haben.
Sie sitzen im vorderen Bereich der Sitzfläche auf Ihren Sitzknochen. Die Füße stehen in Hüftbreite parallel zueinander flach auf dem Boden. Sie stehen ein wenig vor den Knien, so daß Waden und Oberschenkel einen ausreichend weiten Winkel bilden. Die Schultern sind nach unten gezogen, und die Arme hängen gelöst herunter. Nun strecken Sie die Wirbelsäule und atmen frei durch.

Hinweis: Alle Übungen kann man in normaler Kleidung ausführen. Für einige wird man jedoch Hemden oder Blusen lockern müssen, die am Hals oder an den Handgelenken zu fest sitzen.

Schultern, Hals und obere Rückenpartie

Für die meisten von uns leiden gerade diese Körperpartien am häufigsten unter Verspannungen. Wenn Sie sich viel mit Lesen, Schreiben, Tippen oder Programmieren beschäftigen, werden Sie feststellen, daß Sie mit den in diesem Kapitel beschriebenen Übungen die Verspannungen, die diese Tätigkeiten hervorrufen, nicht nur lösen, sondern sogar von vornherein ausschließen können.

Der Hals ist empfindlich und sollte nur vorsichtig bewegt werden, vor allem dann, wenn er verkrampft, verspannt und schmerzempfindlich ist. Am besten beginnt man mit Schulterübungen, um die Muskeln in der Halsregion aufzuwärmen.

Die Schultern

Schulterkreisen

Sie sitzen in der Ausgangsposition, die Arme hängen locker zu beiden Seiten herab. Lassen Sie die Schultern ein paarmal leicht nach vorn kreisen, zunächst die eine, dann die andere, zuletzt beide gleichzeitig. Anschließend lassen Sie sie rückwärts kreisen. Tun Sie es langsam, und genießen Sie es. Lassen Sie Arme und Hände ganz locker hängen.

Heben und Zusammenpressen der Schultern

Während des *Einatmens* führen Sie langsam die Schultern bis an die Ohren.

Während Sie *ausatmen*, ziehen Sie die Schultern zurück und drücken die Schulterblätter zusammen. Ziehen Sie ruhig so kräftig, als wollten Sie versuchen, die Schulterblätter in der Mitte zusammenzuführen.

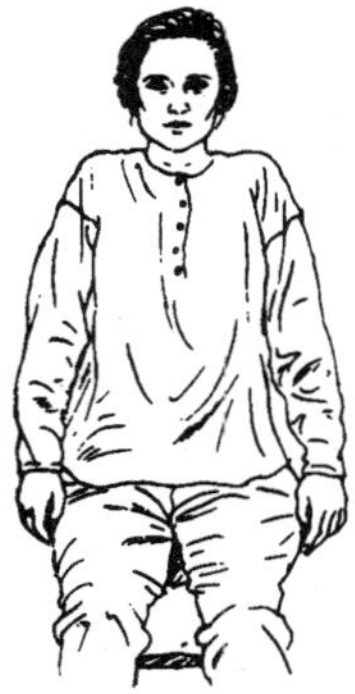

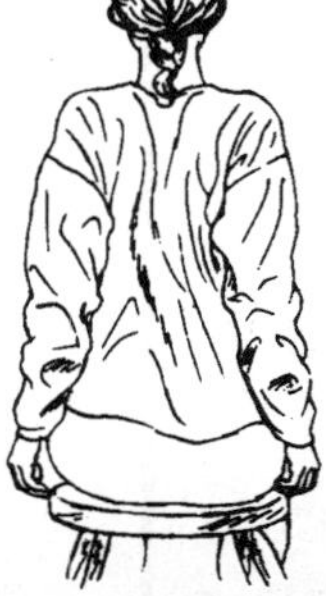

Sie *atmen* immer noch *aus*, während Sie die Schultern langsam aber fest nach unten drücken, wobei sie leicht zurückgezogen bleiben. Spüren Sie den Zwischenraum, der zwischen Ohren und Schultern entsteht. Stellen Sie sich vor, ein schwerer Koffer an jeder Hand würde nach unten ziehen.

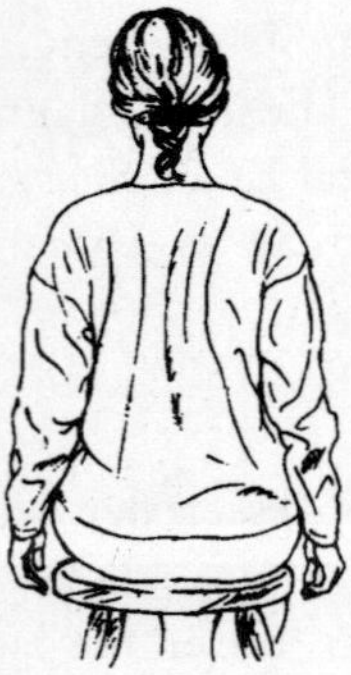

Wiederholen Sie dies so oft, wie Sie es Ihrer Meinung nach brauchen. Wahrscheinlich werden Sie nach vier- oder fünfmal eine deutliche Besserung verspüren.

Zusammenpressen der Schulterblätter

Verschränken Sie die Finger hinter sich ungefähr in Sitzhöhe. Die Ellbogen sind leicht gebeugt und die Arme entspannt.

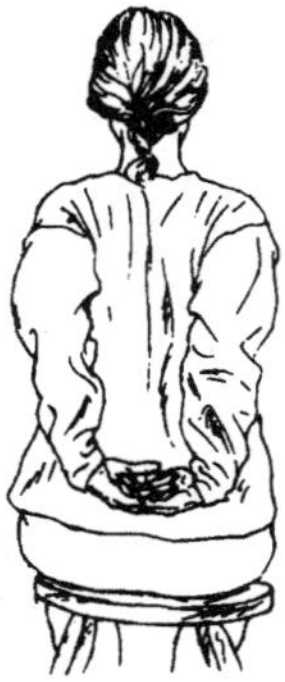

Beim *Ausatmen* ziehen Sie die Ellbogen zueinander hin, wobei die Schulterblätter fest zusammengepreßt werden.

Beim *Einatmen* lassen Sie den Druck nach.

Wiederholen Sie diese Übung ein paarmal. Gehen Sie langsam und rhythmisch vor, und bringen Sie Bewegung und Atmung in Einklang.

Armkreisen

Legen Sie die Fingerspitzen auf die Schultern.

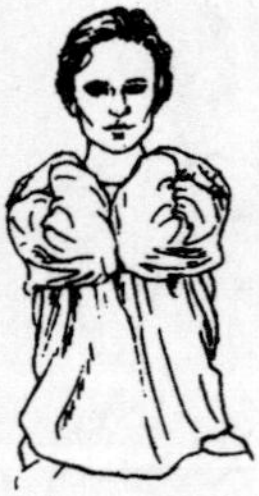

Beim *Einatmen* führen Sie die Ellbogen vor der Brust zusammen und heben sie so hoch wie möglich, wobei sie so lange wie möglich zusammenbleiben sollten. Führen Sie sie nach hinten und lassen Sie sie hinter sich herabsinken.

Beim *Ausatmen* pressen Sie die Schulterblätter zusammen. Die Ellbogen sinken so weit wie möglich nach unten. Dann führen Sie sie nach vorn und wieder zusammen.

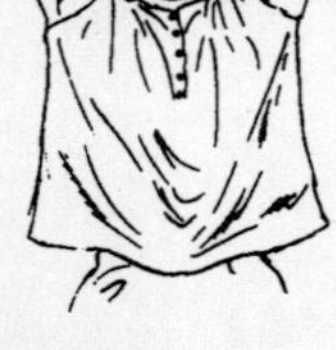

Fahren Sie mit diesen Bewegungen und der entsprechenden Atmung fort. Versuchen Sie, mit den Ellbogen so weit wie möglich zu kreisen und diese Bewegung mit der Atmung zu koordinieren. Dann vollziehen Sie die Bewegung rückwärts: Sie atmen ein, wenn Sie die Ellbogen nach hinten und aufwärts führen, und aus, wenn Sie sie vor sich herabsinken lassen. Spüren Sie, wie Sie im gesamten Oberkörper Verspannungen lösen, vor allem im Schulterbereich und in der oberen Rückenpartie. Außerdem öffnen Sie die Brust und lassen die Interkostalmuskeln arbeiten (jene Muskeln zwischen den Rippen, die den Brustkorb weiten und zusammenziehen), wobei eine vollere, tiefere Atmung gefördert wird.

Diese Übung wirkt wunderbar belebend. Ein paar Kreiselbewegungen genügen, um die Atmung anzuregen und die Energie zu erneuern.

Der Hals

Kopfdrehen

Dieser Zyklus ist abgeleitet von einer Yoga-Übung, die als Brahma Mudra (Kopfdrehen) bekannt ist. Er kann allein oder als Vorübung für die folgenden, stärkeren Dehnungen ausgeführt werden. Damit werden Verspannungen im Nacken gelöst; man kommt innerlich zur Ruhe und kann sich besser konzentrieren. Die Bewegungen werden langsam und konzentriert ausgeführt. Bewegung und Atmung werden in Einklang gebracht. Die Augen sollen die Bewegung führen, der Kopf folgt den Augen.

1

Beim *Einatmen* blicken Sie zunächst nach vorn, dann nach oben zur Decke. Lassen Sie den Kopf leicht nach hinten kippen, aber nur so weit, wie es für Sie angenehm ist.

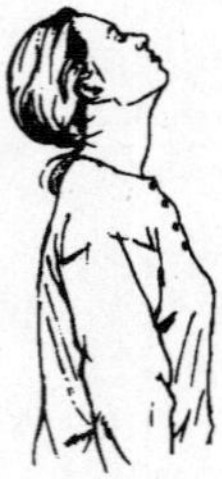

Beim *Ausatmen* heben Sie langsam wieder den Kopf und neigen ihn nach vorn, wobei Sie das Kinn zum Kehlkopf hinführen.

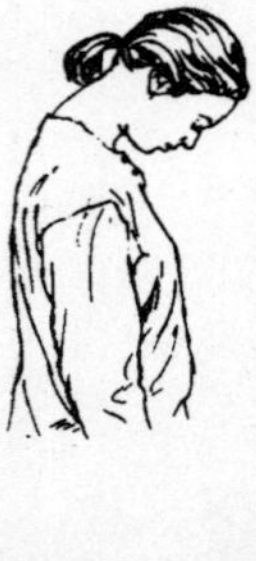

Wiederholen Sie dies zweimal.

2

Während des *Ausatmens* schauen Sie langsam über die rechte Schulter. Die Augen führen die Kopfbewegung, das Kinn bleibt gerade.

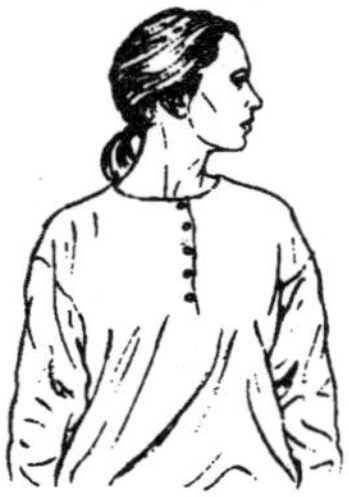

Während des *Einatmens* drehen Sie den Kopf nach vorn.

Beim *Ausatmen* richten Sie langsam den Blick über die linke Schulter.

Beim *Einatmen* drehen Sie den Kopf wieder nach vorn.

Wiederholen Sie diese Übung zweimal nach beiden Seiten.

Mit diesem Zyklus beginnt der Prozeß der leichten Dehnung und Streckung der Hals-Nacken-Muskulatur sowie der oberen Rückenpartie, ohne sie zu überanstrengen. Die nun folgende Gruppe von Bewegungen bietet eine Reihe stärkerer Dehnungen für diese Muskelpartien.

Nackendehnung: den Kopf nach vorn neigen

Sie sitzen in der Ausgangsposition. Die Schultern hängen entspannt nach unten, während Sie sich aus dem Becken heraus aufrichten und die Wirbelsäule dehnen. Die Arme hängen locker zu beiden Seiten herunter.

Beim *Ausatmen* ziehen Sie das Kinn ein und neigen langsam den Kopf nach vorn, wobei Sie das Kinn zum Kehlkopf hin führen. Behalten Sie diese Haltung bei. Sie atmen normal und lassen den Nacken länger und den Kopf schwerer werden. Sie sollten diese Nackendehnung durchaus spüren, wenn möglich bis hinein in die Schulterblätter.

Wenn Ihnen das angenehm ist und Sie eine stärkere Dehnung wünschen, falten Sie die Hände so hinter dem Kopf, daß die Handflächen leicht am Hinterkopf anliegen. Lassen Sie die Ellbogen zu beiden Seiten des Gesichts nach vorn fallen. Ziehen Sie nicht am Kopf; benutzen Sie lediglich den leichten Druck der Hände und Arme, um die Dehnung zu verstärken. Wenn das zu stark für Sie ist, nehmen Sie die Hände wieder weg.

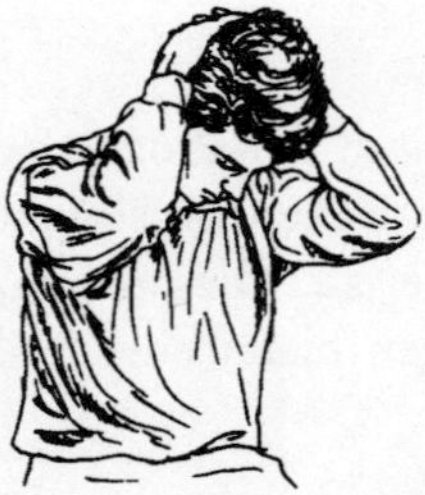

Halten Sie für ein paar Augenblicke die gewählte Position, atmen Sie frei und spüren Sie, wie Sie mit jedem Ausatmen tiefer in die Dehnung sinken. Lassen Sie Kopf, Hals, Arme, Schultern und Wirbelsäule ganz locker.

Zum Abschluß der Dehnübung atmen Sie ein, während Sie langsam den Kopf heben und die Arme sinken lassen. Beenden Sie die Übung mit ein paar Kreiselbewegungen der Schultern nach hinten.

Mit diesem Bewegungsablauf werden die Muskeln im Hals- und oberen Rückenbereich gestärkt und Verspannungen gelöst.

Nackendehnung: den Kopf zur Seite neigen

Sie sitzen immer noch in der Ausgangsposition und lassen die Arme entspannt hängen.

Halten Sie sich mit der linken Hand unter der Sitzfläche fest, um zu vermeiden, daß die Schulter sich im Verlauf der Übung hebt.

Ziehen Sie das Kinn beim *Ausatmen* leicht ein, während Sie allmählich den Kopf auf die rechte Seite legen und das Ohr zur Schulter führen. Atmen Sie frei, während Sie diese Position beibehalten. Sie spüren eine Dehnung auf der linken Halsseite, von der Schulter bis ans Ohr.

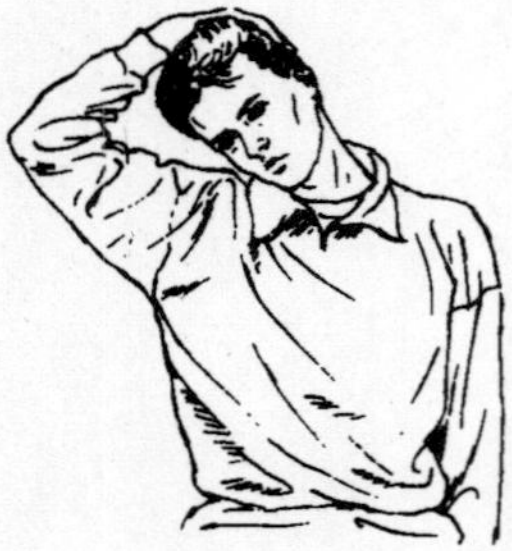

Um eine stärkere Dehnung zu erzielen, führen Sie die rechte Hand nach oben über den Kopf und legen Sie sie knapp über das linke Ohr. Der Ellbogen ist leicht zurückgezogen. Achten Sie darauf, daß Sie nicht am Kopf ziehen; der Arm dient nur als zusätzliches Gewicht, mit dem die Dehnung leicht verstärkt wird. Die linke Schulter bleibt ganz unten.

Verweilen Sie in dieser Haltung, atmen Sie normal, lassen Sie Kopf, Hals, Schultern und Arme ganz locker; spüren Sie bei jedem Ausatmen, wie Sie tiefer in die Dehnung hineinsinken. Spüren Sie, wie stark Sie die linke Halsseite in die Länge ziehen.

Zum Abschluß der Dehnübung lassen Sie den Arm sinken und heben beim Einatmen langsam den Kopf.

Wiederholen Sie dies auf der anderen Seite. Dann lassen Sie die Schultern ein paarmal rückwärts kreisen.

Nackendehnung: den Kopf diagonal neigen

Sie sitzen in der Ausgangsposition und halten sich mit der linken Hand unter dem hinteren Bereich der Sitzfläche fest.

Drehen Sie den Kopf mit einer Vierteldrehung nach rechts, so daß Sie über das rechte Knie blicken.

Ziehen Sie das Kinn ein und atmen Sie aus, während Sie langsam den Kopf zum Knie hin neigen. Sie werden die Dehnung irgendwo zwischen dem linken Schulterblatt und der linken Seite der Schädelbasis verspüren.

Um die Dehnung zu verstärken, führen Sie die rechte Hand nach oben über den Kopf und legen sie über und hinter das linke Ohr, dorthin, wo der Schädelknochen hervorspringt. Der rechte Ellbogen bildet mit dem rechten Knie eine Linie.

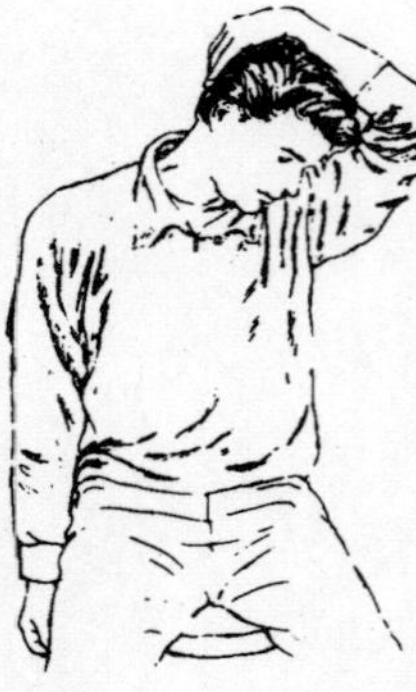

Halten Sie diese Stellung, atmen Sie frei, und lassen Sie sich bei jedem Ausatmen tiefer in die Dehnung fallen.

Zum Abschluß der Dehnung lassen Sie den Arm sinken und heben beim *Einatmen* langsam den Kopf. Anschließend drehen Sie den Kopf wieder nach vorn.

Sie wiederholen diese Übung auf der anderen Seite und lassen zum Abschluß die Schultern ein paarmal rückwärts kreisen.

Die obere Rückenpartie

Weil die Augen vorn liegen und wir immer nach vorn blicken, sind fast alle Bewegungen nach vorn ausgerichtet – ob wir nun Sachen von einem Regal holen oder etwas vom Boden aufheben. Im Alltag müssen wir kaum je die gegensätzliche Bewegung ausführen, die die Schultern wieder in die Ausgangslage versetzen würde, so daß die Muskeln, die sie hinten und unten halten sollen und die der oberen Rückenpartie eine Form verleihen, gern den Tonus verlieren; dann nehmen wir eine gebeugte Haltung ein. Die Schultern hängen schlaff herab, der Rücken wird rund, und die Brust sackt in sich zusammen. All das hat einen negativen Effekt auf unsere Atmung und unsere Haltung, eventuell auch auf unsere allgemeine Lebenseinstellung. Durch Schreibtischarbeit kann all das noch verstärkt werden. Wenn wir uns über die Arbeit beugen, spüren wir Müdigkeit, Verspannung und vielleicht sogar Schmerzen zwischen den Schulterblättern. Das wiederum kann zu Reizbarkeit und Depressionen führen. Die in diesem Abschnitt beschriebenen Übungen werden Ihnen helfen, diese Schwierigkeiten erfolgreich zu lösen.

Brustdehnung

Falten Sie die Hände hinter dem Rücken. Wenn Sie genügend Platz zu beiden Seiten hin haben, führen Sie dabei die Arme mit einer Brustschwimm-Bewegung nach hinten; dadurch wird die Brust wunderbar weit und der Brustkorb ausgedehnt, was wiederum einen vollen, tiefen Atemzug fördert.

Dann strecken Sie die Ellbogen, führen die Hände nach unten zum Gesäß hin und ziehen die Schultern leicht nach hinten.

Beim *Einatmen* führen Sie die Arme vom Gesäß weg nach oben, wobei Sie sie gestreckt halten. Heben Sie sie so hoch, wie es Ihnen ohne Schwierigkeiten möglich ist, und pressen Sie die Schulterblätter zusammen. Sie sollten einen ordentlichen, starken Druck spüren.

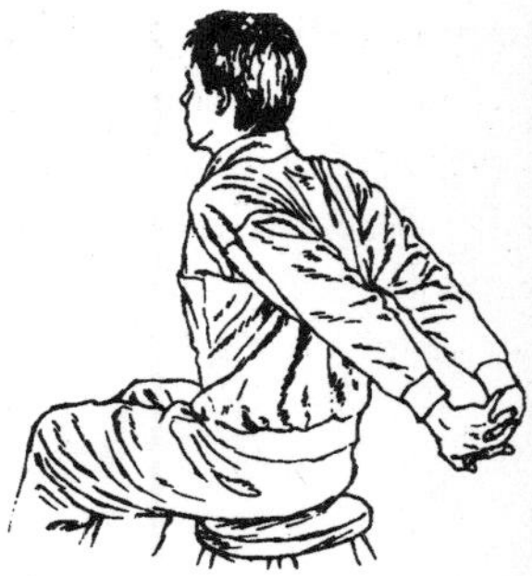

Beim *Ausatmen* lassen Sie die Arme mit entspannten Ellbogen sinken.

Wiederholen Sie dies ein paarmal, und arbeiten Sie im Rhythmus Ihrer Atmung. Bei der letzten Wiederholung halten Sie die Arme eine Zeitlang in der oberen Stellung und atmen normal durch. Dann lassen Sie die Arme langsam sinken und lösen die Hände beim Ausatmen.

Vier Übungen gegen Verspannungen in der oberen Rückenpartie

Dieser Zyklus von vier Übungen eignet sich hervorragend zur Lösung von Verspannungen in der oberen Rückenpartie zwischen den Schulterblättern. Er ist ebenso eine wundervolle Dehnübung für die Arme und den gesamten Oberkörper; außerdem werden Finger- und Handgelenke bewegt.

Die vorgegebene Reihenfolge sollte eingehalten werden, da die Übungen an Intensität zunehmen. Wenn Sie nur ein oder zwei Übungen machen wollen, nehmen Sie die ersten ein oder zwei. Wenn Sie sie alle ausführen wollen, gönnen Sie den Armen eine gelegentliche Ruhepause zwischen den Übungen.

1

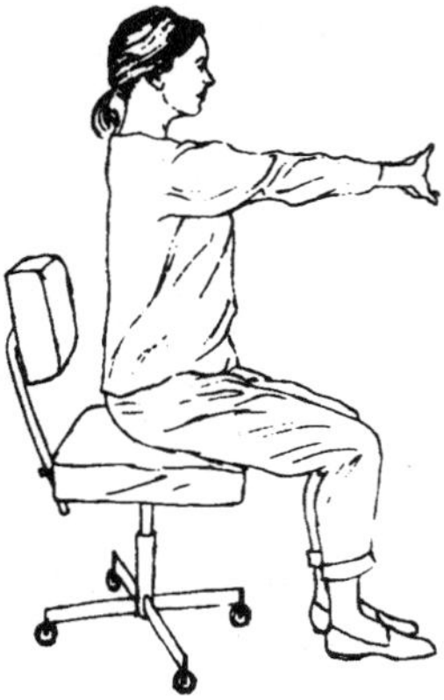

Sie sitzen in der Ausgangsposition und verschränken die Hände vor sich. Die Handflächen weisen zu den Knien. Beim *Ausatmen* strecken Sie die Ellbogen.

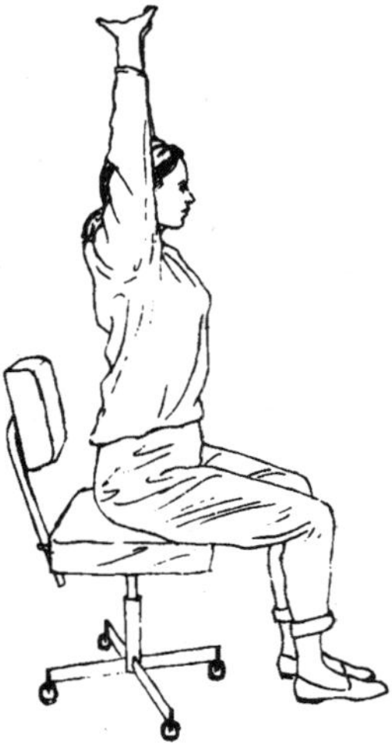

Beim *Einatmen* stoßen Sie die Handflächen von sich weg und heben die Hände hoch über den Kopf. Die Handflächen weisen zur Decke. Strecken Sie sich ganz weit nach oben.

Achten Sie darauf, daß Sie weder Unterkiefer noch Nacken anspannen.

Während Sie ausatmen, lassen Sie die gestreckten Arme vor sich sinken und schieben die Handflächen von sich weg.

Wiederholen Sie dies zweimal. Dann legen Sie ruhig die Hände in den Schoß.

2

Falten Sie die Hände vor sich. Die Handflächen zeigen zu den Knien. Beim *Ausatmen* strecken Sie die Ellbogen.

Während Sie *einatmen*, heben Sie die gestreckten Arme über den Kopf. Die Handflächen weisen zur Decke, wie in der vorigen Übung.

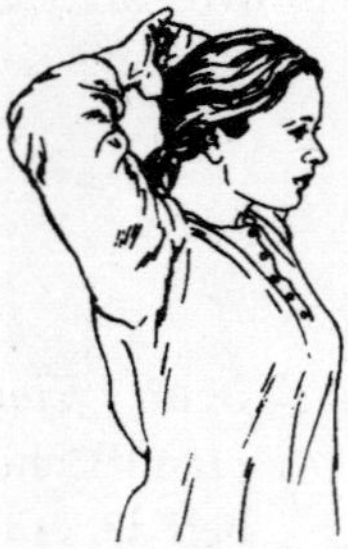

Beim *Ausatmen* sinken die verschränkten Arme hinter den Kopf, ohne ihn jedoch zu berühren. Ziehen Sie Ellbogen und Schultern nach hinten, und spüren Sie den Druck im oberen Bereich der Schulterblätter.

Beim *Einatmen* drehen Sie die Handflächen zur Decke hin, wobei Ellbogen und Schultern hinten bleiben. Dann strecken Sie die Arme.

Während Sie *ausatmen*, lassen Sie die Arme vor sich sinken und strecken die Handflächen von sich.

Wiederholen Sie die Übung zweimal.

Legen Sie zum Abschluß die Hände in den Schoß.

3

Falten Sie die Hände vor sich. Die Handflächen weisen zu den Knien. Während Sie *ausatmen*, strecken Sie die Ellbogen.

Beim *Einatmen* heben Sie die ausgestreckten Arme über den Kopf. Die Handflächen weisen zur Decke.

Beim *Ausatmen* lassen Sie die verschränkten Hände hinter den Kopf sinken wie in Übung 2. Jetzt lassen Sie jedoch die Handflächen, die eine Schale bilden, auf dem Hinterkopf ruhen.

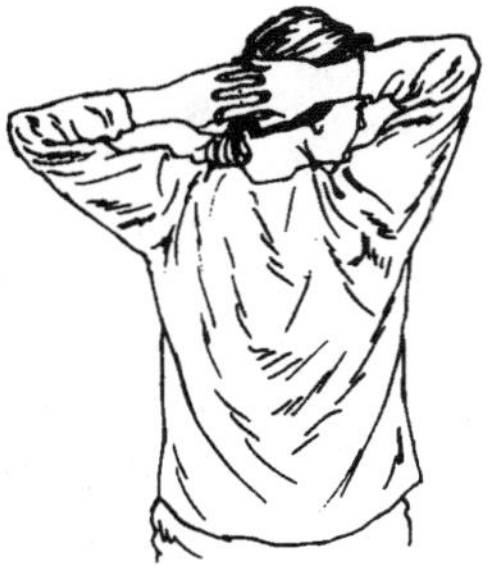

Halten Sie Ellbogen und Schultern gut nach hinten, drehen Sie den Kopf langsam zunächst nach rechts, dann nach links.

Wiederholen Sie dies drei- oder viermal auf beiden Seiten, und atmen Sie normal.

Beim *Einatmen* strecken Sie die Arme nach oben, wobei die Handflächen zur Decke zeigen.

Während Sie *ausatmen*, lassen Sie die Arme vor sich sinken und strecken die Handflächen von sich.

Zum Abschluß lassen Sie die Hände im Schoß ruhen.

4

Falten Sie die Hände vor sich. Die Handflächen zeigen auf die Knie. Während Sie *ausatmen*, strecken Sie die Ellbogen.

Beim *Einatmen* heben Sie die gestreckten Arme über den Kopf. Die Handflächen weisen zur Decke.

Beim *Ausatmen* führen Sie die verschränkten Hände hinter dem Kopf nach unten, wobei Ellbogen und Schultern gut zurückgehalten werden. Die Hände liegen nicht am Kopf an.

Bewegen Sie die Arme in großen Ovalen hinter dem Kopf. Die Ellbogen werden auf jeder Seite so weit wie möglich nach außen geführt, wobei sie möglichst tief und weit nach hinten gehalten werden. Machen Sie das drei- oder viermal, und atmen Sie normal; dann führen Sie die Bewegung in der entgegengesetzten Richtung aus.

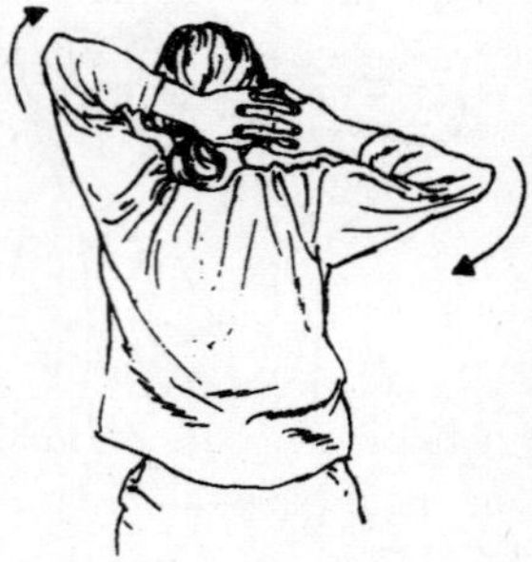

Beim *Einatmen* strecken Sie die Handflächen nach oben zur Decke.

Während Sie *ausatmen*, lassen Sie die Arme vor sich sinken, strecken sie nach vorn und drücken die Handflächen von sich weg.

Lassen Sie dann die Hände im Schoß ruhen.

Beenden Sie den Zyklus mit leichtem Schulterkreisen vorwärts und rückwärts.

Schieben der Schulterblätter

Diese wunderbare Übung wirkt direkt auf die Muskeln der oberen Rückenpartie. Sie verleiht Ihnen Spannkraft und Stärke und regt die Durchblutung an. Es mag sein, daß Sie das Gefühl nicht gleich zu Anfang erleben, weil Sie nicht daran gewöhnt sind, diese Muskeln zu gebrauchen, aber wenn Sie mit den Übungen fortfahren, wird der Muskeltonus gestärkt und gepflegt, so daß Sie Ihre Haltung verbessern können. Außerdem macht diese Übung Sie auf einen Bereich des Körpers aufmerksam, der, da Sie ihn selten einsetzen und auch nicht leicht erreichen können (zum Beispiel beim Schrubben des Rückens oder beim Schließen von Reißverschlüssen), vielleicht eine »tote Zone« für Sie ist, wie für so viele Menschen.

Sie sitzen in der Ausgangsposition und lassen beide Hände entspannt herabhängen.

Nun heben Sie die Schultern, ziehen sie zurück und drücken sie leicht nach unten. Spüren Sie, wie breit und flach die obere Rückenpartie und wie offen die Brust dabei ist.

Leeren Sie mit einem Atemzug die Lungen.

Beim *Einatmen* heben Sie langsam die Arme zu beiden Seiten bis auf Schulterhöhe.

Beim *Ausatmen* formen Sie die Hände zu lockeren Fäusten. Die Daumen liegen außen.

Wenn Sie nun *einatmen*, schieben Sie langsam die Schulterblätter und Arme von der Mittellinie des Körpers weg nach außen.

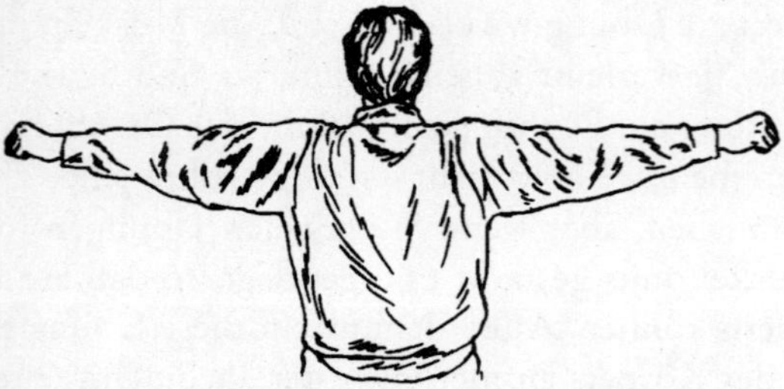

Stellen Sie sich Schulterblatt und Arm als eine Einheit vor. Spüren Sie, wie Sie zwischen den Schulterblättern Raum schaffen.

Während Sie *ausatmen*, pressen Sie die Schulterblätter zusammen. Die Schultern werden dabei nicht angehoben oder nach hinten gezogen; die Arbeit liegt nur im oberen Rückenbereich.

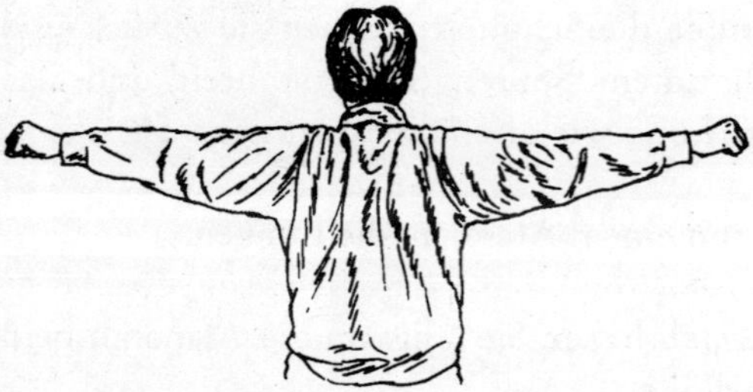

Beim *Einatmen* strecken Sie zunächst die Finger nach außen. Dann knicken Sie die Hände in den Handgelenken ein und führen sie nach oben,

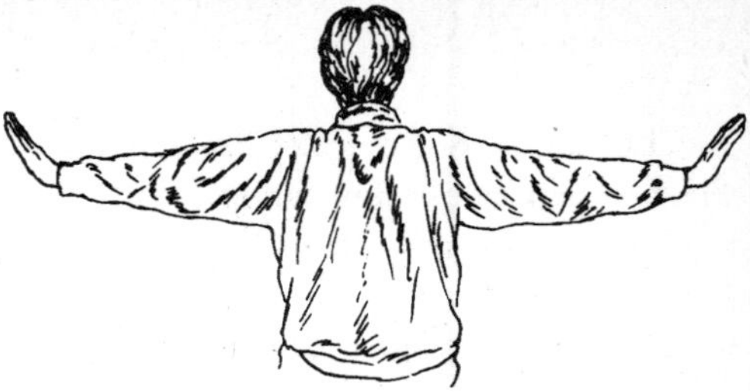

bis die Fingerspitzen zur Decke zeigen. Die Schulterblätter bleiben dabei fest zusammengepreßt.

Beim *Ausatmen* lassen Sie die Arme sinken. Sie bleiben gestreckt und die Schulterblätter zusammengepreßt, bis die Arme am Körper anliegen. Dann lösen Sie den Druck.

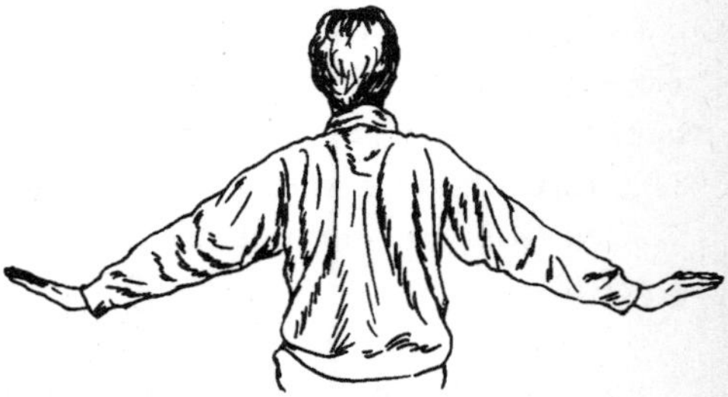

Wiederholen Sie die Übung ein- bis dreimal, und lassen Sie zum Abschluß die Schultern ein paarmal rückwärts kreisen.

Das Schieben der Schulterblätter ist für mich die einzige Übung, mit der man »die Teile erreicht, die andere Übungen nicht erreichen«. Auf Dauer gewinnt damit die Wirbelsäule an Stärke und Geschmeidigkeit, und man kann einen runden Rücken korrigieren oder hängenden Schultern vorbeugen. Bis dahin ist diese Übung eine große Hilfe für die Lösung der Fünf-Uhr-Verspannung.

Massage zur Lösung von Verspannungen

Ich möchte dieses Kapitel mit einer kleinen Massage abschließen, die Sie bei sich selbst anwenden können, um Verspannungen in Nacken-, Schulter- und oberer Rückenpartie zu lösen.

Legen Sie die Handfläche der rechten Hand auf die linke obere Rückenpartie (wenn möglich unter der Kleidung), genau zwischen Schulterspitze und Hals. Nehmen Sie eine Handvoll Haut und Muskeln, die Sie langsam wie einen Brotteig zu kneten beginnen, wobei Sie den Handballen und alle Finger zur Hilfe nehmen. Es mag sein, daß es unangenehm oder sogar leicht schmerzhaft ist. Je verspannter Sie sind und je fester Ihre Muskeln, desto stärker ist das Unbehagen. Lassen Sie es zu, und versuchen Sie nicht, mit dem Kopf durch die Wand zu gehen. Fahren Sie vorsichtig mit der Massage fort, ohne zu kneifen und zu bohren, sondern nur mit leichtem Kneten.

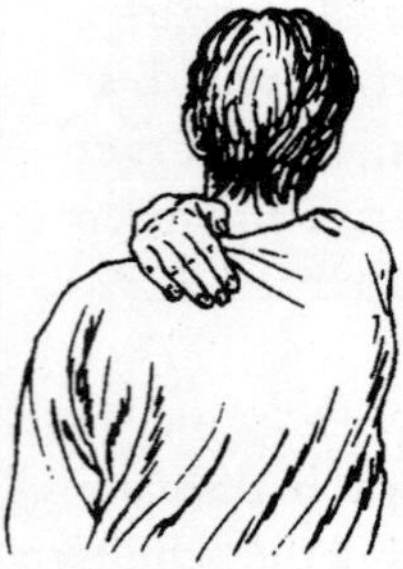

Dann hören Sie auf zu kneten, halten aber die Haut und die Muskeln noch weiter in der Hand. Heben und senken Sie die Schulter ein paarmal leicht. Dann lassen Sie sie langsam und entspannt ein paarmal rückwärts kreisen.

Bevor Sie die Massage auf der linken Seite beginnen, blicken Sie langsam zunächst über die linke, dann über die rechte Schulter. Achten Sie dabei auf die unterschiedlichen Empfindungen und darauf, wie weit Sie zu jeder Seite blicken können.

Kapitel 3

Weitere Sitzübungen

Die Wirbelsäule

Die Wirbelsäule ist für den menschlichen Körper von zentraler Bedeutung. Sie stützt den Kopf und ermöglicht uns den aufrechten Gang. Schützend umschließt sie das Rückenmark und bildet zusammen mit dem Gehirn das zentrale Nervensystem, das sämtliche Funktionen des Körpers steuert und reguliert.
Die Wirbelsäule besteht aus vierundzwanzig Wirbeln (fünf Lendenwirbeln, zwölf Brustwirbeln und sieben Halswirbeln), dem Kreuzbein und dem Steißbein. Die Gelenke zwischen den Wirbeln sorgen dafür, daß sie beweglich ist. An sich ist sie sehr geschmeidig, aber mangelnde Bewegung und verspannte Muskeln führen schnell dazu, daß sie steif wird und an Geschmeidigkeit und Elastizität verliert.
Ein steifes Rückgrat kann Rückenschmerzen und ernsthafte Beschwerden verursachen. Diese eingeschränkte Bewegungsfreiheit ist auch im Alltag störend und erhöht die Verletzungsgefahr bei kleineren Unfällen oder Schwindelgefühlen.
Die Wirbelsäule kann in vier Richtungen bewegt werden: nach vorn, nach hinten, zur Seite, und sie kann gedreht werden; und sie sollte auch regelmäßig alle vier Bewegungen ausführen.
Die klassischen Yoga-Stellungen konzentrieren sich nahezu ausschließlich auf die Wirbelsäule; jeder ausgewogene Yoga-Kurs und jede praktische Übungsstunde beinhaltet Beispiele für die vier Arten der Wirbelsäulenbewegung. Wenn auch die klassischen Yoga-Stellungen nicht auf einem Stuhl ausgeführt werden können, so gibt es doch viele einfache Formen der vier Wirbelsäulenbewegungen, die man auf diese Weise machen kann.

Die Wirbelsäule ist ein Kanal, durch den Energie fließt. Damit dies ungehindert geschehen kann, muß der Kanal gesund, flexibel und vor allem aufrecht gehalten werden. Die Übungen in diesem Abschnitt sollen helfen, nicht nur Verspannung und Verkrampfung in der Wirbelsäule zu lösen, sondern auch, sie zu mobilisieren und zu stärken, so daß es Ihnen am Ende leichter fällt, die richtige gerade Sitzhaltung aufrechtzuhalten. Mit Hilfe dieser Übungen werden auch die Nerven der Wirbelsäule besser durchblutet, so daß sich Ihr Allgemeinbefinden bessert und Sie infolgedessen mehr Energie besitzen und munterer sind.

Bevor Sie mit diesen Übungen beginnen, setzen Sie sich in die Ausgangsposition. Achten Sie darauf, daß Sie auf Ihren Sitzknochen sitzen, daß die Wirbelsäule aufrecht und lang ist und eine gerade Linie bildet. Auf diese Weise schützen Sie sie vor möglichen Verletzungen.

Dehnung der Wirbelsäule nach vorn

1

Sie sitzen in der Ausgangsposition.

Verschränken Sie die Finger vor sich. Die Handflächen zeigen auf die Knie.

Beim *Einatmen* schieben Sie die Handflächen von sich weg und heben die Arme hoch über den Kopf, wobei Sie die Handflächen zur Decke drehen. Machen Sie sich aus dem Brustkorb heraus lang. Strecken Sie die gesamte Wirbelsäule und die Vorderseite des Körpers.

Beim *Ausatmen* beugen Sie sich nach vorn. Die Handflächen weisen nach außen. Sie sollten aus der Hüfte heraus abknicken, so daß Wirbelsäule, Hals, Kopf und Arme eine gerade Linie bilden. Die Ohren liegen zwischen den Armen.

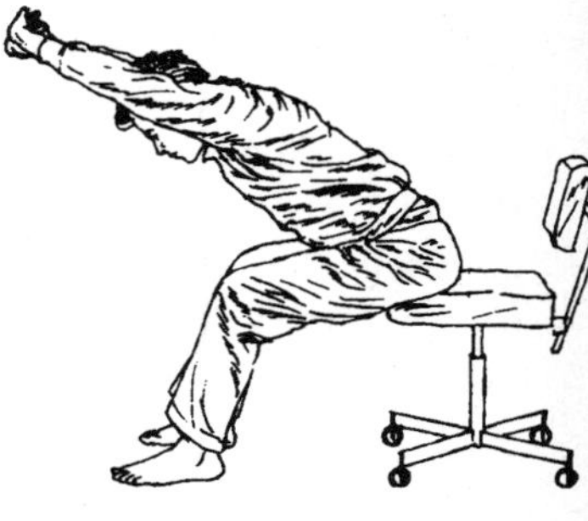

Beim *Einatmen* richten Sie sich wieder auf. Die Bewegung kommt wieder nur aus der Hüfte. Dehnen Sie die Wirbelsäule dabei. Richten Sie sich hoch auf und drehen die Handflächen zur Decke hin. Lassen Sie das Becken aufrecht unter dem Oberkörper, um ein Hohlkreuz zu vermeiden.

Beim *Ausatmen* lassen Sie die Arme langsam nach vorn sinken und legen die Hände entspannt in den Schoß.

Wiederholen Sie dies ein- oder zweimal.

2

Sie sitzen in der Ausgangsposition auf dem Stuhl in einiger Entfernung vom Schreibtisch.

Die Füße stehen etwa 50 Zentimeter auseinander, flach auf dem Boden und parallel zueinander. Unterschenkel und Oberschenkel bilden einen stumpfen Winkel. Legen Sie die Hände bequem auf die Oberschenkel.

Beim *Ausatmen* bewegen Sie sich aus den Hüften heraus langsam nach vorn und dehnen die Wirbelsäule, die mit Kopf und Hals eine Linie bildet. Lassen Sie die Hände ruhig von den Oberschenkeln fallen und locker über dem Boden hängen. Wenn Sie sich so weit vorgestreckt haben, wie es für Sie angenehm ist, senken Sie langsam den Kopf nach unten, und machen Sie den Rücken rund.

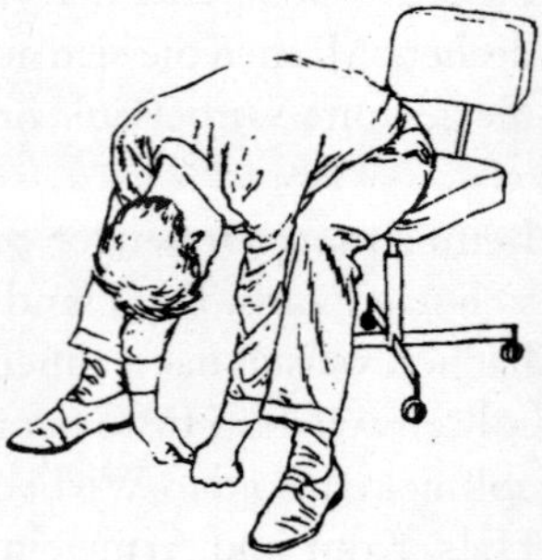

Halten Sie diese Stellung, atmen Sie dabei langsam und tief. Lassen Sie Hände und Arme locker und schwer herabhängen. Der Hals ist völlig entspannt. Spüren Sie, wie der Oberkörper losläßt.

Während Sie *einatmen*, heben Sie den Kopf ein wenig und kommen langsam wieder nach oben, wobei die Dehnung der Wirbelsäule beibehalten wird.

Diese Übung streckt nicht nur die Wirbelsäule, sondern ermöglicht dem ganzen Oberkörper, sich zu entspannen. Sie bringt nicht nur Energie zurück, sondern beruhigt und regeneriert auch.

Dehnung der Wirbelsäule nach hinten

1

Sie sitzen in der Ausgangsposition und dehnen die Wirbelsäule.

Legen Sie die Hände ins Kreuz, wobei die Daumen nach vorn zeigen.

Beim *Einatmen* recken Sie sich nach oben, wobei Brust und Brustkorb gehoben und geöffnet werden.

Wenn Sie *ausatmen*, beugen Sie sich langsam in einer leichten Kurve nach hinten, heben aber weiterhin die Brust nach oben. Dann ziehen Sie die Schultern nach hinten und drücken die Schulterblätter zusammen.

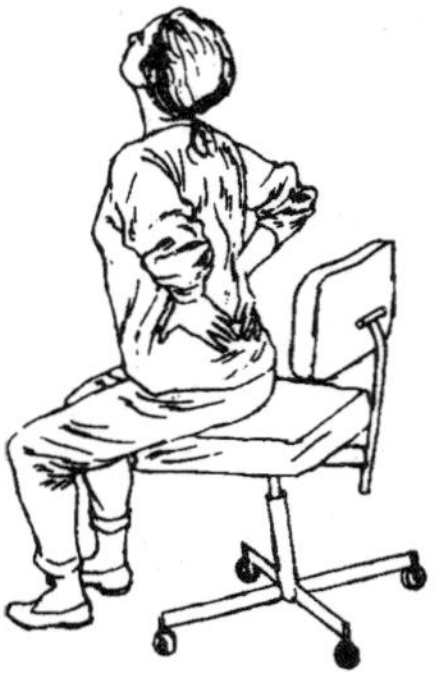

Wenn es Ihnen angenehm ist, neigen Sie langsam den Kopf nach hinten und schauen zur Decke.

Halten Sie diese Stellung eine Zeitlang, und atmen Sie normal.

Atmen Sie *ein*, während Sie sich langsam wieder aufrichten.

2

Sie sitzen in der Ausgangsposition.

Die Handballen liegen hinter Ihnen auf der Außenkante des Sitzes.

Beim *Einatmen* strecken Sie sich nach oben, wobei Sie Brust und Brustkorb heben und öffnen.

Beim *Ausatmen* formen Sie mit der oberen Rückenpartie einen Bogen.

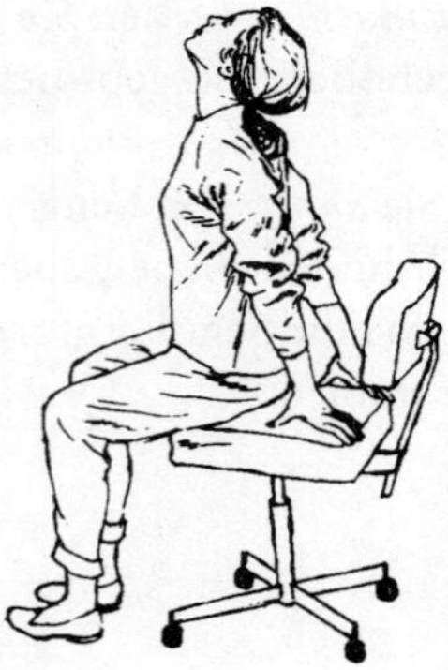

Sie ziehen die Schultern zurück und nach unten und beugen den Hals leicht nach hinten, so daß Sie zur Decke schauen können.

Halten Sie diese Stellung, und atmen Sie frei.

Beim *Einatmen* kehren Sie langsam in die Ausgangsposition zurück.

Bei diesen Übungen sollten Sie darauf achten, daß Sie mit der oberen Rückenpartie arbeiten. Es ist nicht wichtig, wie weit Sie gehen; wichtig ist, daß Sie die gesamte Wirbelsäule bearbeiten, ohne den unteren Bereich zu sehr zu beanspruchen. Sie sollten keinen Druck in der unteren Rückenpartie spüren. Sie sollten eher fühlen, wie die gesamte Wirbelsäule sich nach oben dehnt und nach hinten biegt.

3

Bei dieser Übung setzen Sie sich auf Ihrem Stuhl nach hinten, ohne jedoch die Füße vom Boden zu lösen. Wenn das nicht möglich ist, legen Sie Telefonverzeichnisse, Bücher oder einen leeren Ablagekasten darunter.

Verschränken Sie die Finger, und drehen Sie die Handflächen so, daß sie zu den Knien weisen.

Beim *Einatmen* strecken Sie die Arme nach vorn und nach oben, bis die Handflächen zur Decke zeigen. Die Dehnung erfolgt aus dem Brustkasten heraus.

Beim *Ausatmen* dehnen Sie sich über die Stuhllehne nach hinten.

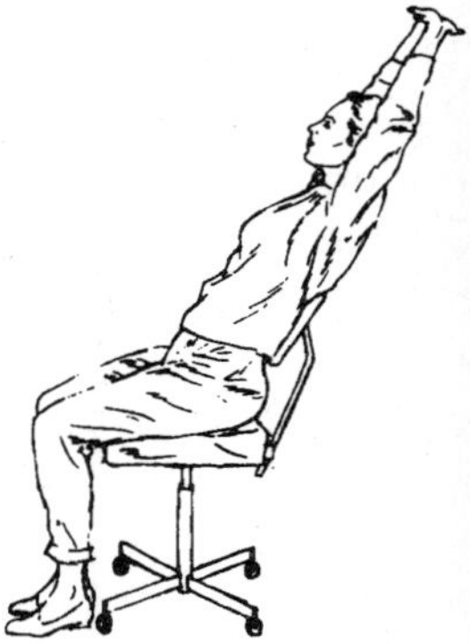

Halten Sie diese Stellung eine Zeitlang, und atmen Sie dabei normal. Strecken Sie sich beim *Einatmen*, pausieren Sie beim *Ausatmen*.

Während Sie *einatmen*, strecken Sie die Handflächen zur Decke.

Während Sie *ausatmen*, lassen Sie die Arme vor sich sinken.

Dehnung der Wirbelsäule zu den Seiten

Folgendes ist bei den Seiten-Streck-Übungen zu beachten:

- ❐ Ihr Oberkörper sollte sich so bewegen, als wäre er vorn und hinten zwischen zwei Glasplatten eingeklemmt. Weder die obere Schulterpartie noch die Hüfte sollten nach vorn bewegt werden.
- ❐ Sie sollten das Becken fest und gerade halten, so daß sich die untere Rückenpartie nicht durchbiegt.
- ❐ Das Gesicht ist nach vorn gerichtet, und der Kopf bewegt sich in gerader Linie mit dem Körper – das Kinn wird weder eingezogen, noch ragt es heraus.
- ❐ Der Bauch ist fest.

Der Körper sollte sich auf beiden Seiten sacht dehnen und neigen; auf der Seite, zu der Sie sich neigen, sollte kein Druckgefühl entstehen.

Die folgenden drei Seiten-Streck-Übungen bilden einen Zyklus: die leichteste zuerst, die anspruchsvollste zuletzt. Man führt sie am besten nacheinander aus. Wenn Sie nur Zeit für eine Übung haben, sollte es die erste sein. Es besteht immer die Gefahr, Muskeln zu überdehnen, wenn man sie in angespanntem oder kaltem Zustand zu stark streckt.

1

Sie sitzen in der Ausgangsposition und dehnen die Wirbelsäule. Ziehen Sie die Schultern nach unten, und lassen Sie die Arme locker an den Seiten hängen.

Beim Ausatmen neigen Sie langsam den Oberkörper nach rechts. Führen Sie diese Bewegung so weit wie möglich aus, ohne in der Taille abzuknicken; es ist eine Dehn- und keine Beugeübung, und beide Seiten des Körpers sollten eine sanfte Bogenlinie formen.

Die rechte Hand gleitet nach unten, die linke nach oben. Die linke Schulter wird nicht angehoben; halten Sie sie möglichst entspannt nach unten.

Am Ende des *Ausatmens* ziehen Sie die Muskeln im unteren Bauch langsam ein.

Während Sie dann *einatmen*, begeben Sie sich langsam wieder in die zentrale Lage. Dort halten Sie inne und dehnen sich nach oben.

Beim *Ausatmen* beugen Sie sich langsam nach links.

Beim *Einatmen* richten Sie sich wieder auf.

Wiederholen Sie die Übung zweimal auf jeder Seite.

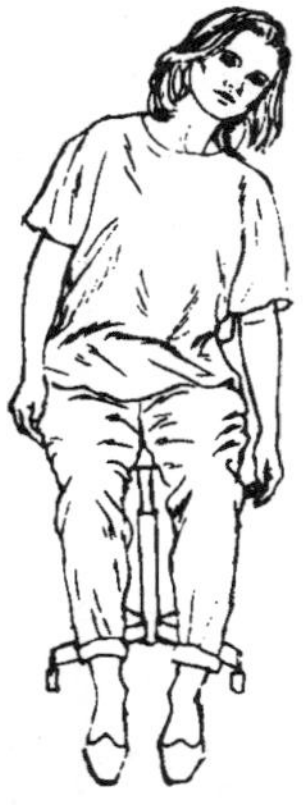

2

Sie sitzen in der Ausgangsposition, stellen aber die Füße etwas mehr als hüftbreit auseinander.

Beim *Einatmen* heben Sie die Arme seitwärts in die Höhe und führen die Fingerspitzen über der Schädeldecke zusammen. Die Ellbogen bleiben gebeugt, so daß die Arme einen Kreis bilden. Strecken Sie sich nach oben, und heben Sie den Brustkorb.

Beim *Ausatmen* neigen Sie sich langsam zur rechten Seite hin und ziehen leicht die Muskeln der unteren Bauchgegend ein. Heben Sie den linken Ellbogen ein wenig, um die Dehnung auf der linken Seite zu verstärken.

Während des *Einatmens* kommen Sie langsam in die mittlere Lage zurück. Halten Sie die Bauchmuskeln, und formen Sie kein Hohlkreuz.

In der aufrechten Position richten Sie sich gerade und dehnen sich nach oben.

Beim *Ausatmen* neigen Sie sich langsam zur linken Seite. Jetzt wird der rechte Ellbogen angehoben, um die Dehnung auf der rechten Körperseite zu verstärken.

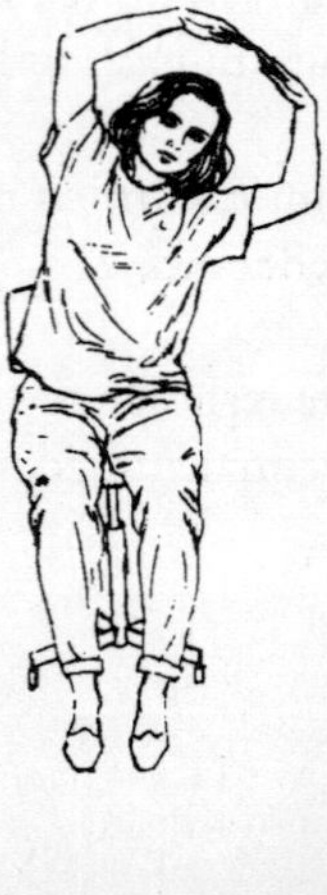

Wiederholen Sie die Übung zweimal zu jeder Seite.

Die Finger lösen sich voneinander. Die Übung endet damit, daß die Arme beim *Ausatmen* seitlich herabsinken.

3

Sie sitzen in der Ausgangsposition.

Sie falten die Hände vor sich. Die Handflächen zeigen auf die Knie. Die Wirbelsäule ist gedehnt.

Während des *Einatmens* drücken Sie die Handflächen von sich weg und heben die gestreckten Arme über den Kopf, wobei die Handflächen zur Decke weisen. Strecken Sie sich hoch nach oben hinaus!

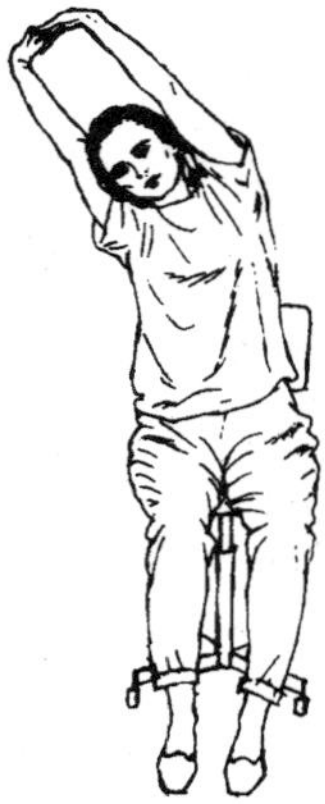

Beim *Ausatmen* strecken Sie sich langsam zur rechten Seite hin. Drücken Sie die Handflächen von sich weg, und spüren Sie die Dehnung auf der linken Körperseite. Ziehen Sie leicht die unteren Bauchmuskeln ein. Achten Sie darauf, daß Sie die linke Schulter nicht nach vorn fallen lassen.

Beim *Einatmen* kehren Sie langsam in die Mittelstellung zurück und richten sich auf. Denken Sie daran, kein Hohlkreuz zu formen.

Sie *atmen aus*, während Sie sich langsam zur linken Seite hin strecken.

Wiederholen Sie dies ein- oder zweimal auf jeder Seite.

Strecken Sie sich, *atmen* Sie *ein* und beenden Sie die Übung, indem Sie die Arme beim *Ausatmen* vorn herabsinken lassen.

Wirbelsäulendrehungen

Die Wirbelsäule kann sich, wie bereits vorher erwähnt, in vier Richtungen bewegen: nach vorn, nach hinten, zur Seite und um die eigene Achse. Die Übungen in diesem Kapitel haben bisher Beispiele für die ersten drei Bewegungsarten gezeigt; jetzt wenden wir uns den Drehbewegungen der Wirbelsäule zu – bekannter unter der Bezeichnung »Windungen«.
Es gibt viele Möglichkeiten, die Wirbelsäule zu drehen. Man kann Drehbewegungen im Stehen, im Liegen, wenn die Wirbelsäule gestützt ist, auf dem Boden sitzend oder – wie in den folgenden Übungen – auf einem Stuhl ausführen.
Unabhängig von der Art der Durchführung sind Drehbewegungen für die Wirbelsäule sehr gesund, da dabei ihre Tragkraft und ihre Beweglichkeit zunehmen. Mit Hilfe dieser Übungen wird sehr viel frisches Blut zu allen Nerven der Wirbelsäule geführt sowie zu den Muskeln, die die Wirbelsäule stützen. Darüber hinaus erneuern sie Energie und helfen, das Ungleichgewicht durch Überbeanspruchung einer Körperseite wieder auszugleichen, die Bürotätigkeiten wie Schreiben, Tippen, Programmieren und Telefonieren oft mit sich bringen.

Wie die anderen Wirbelsäulenbewegungen in diesem Kapitel sind auch diese Übungen leicht auszuführen. Sie sollten aber bestimmte Vorsichtsmaßnahmen beachten. Bevor Sie die Wirbelsäule drehen, sollte sie auf jeden Fall aufrecht und so lang wie möglich gedehnt sein, so daß kein Druck auf den Wirbeln lastet. Achten Sie also darauf, daß Sie unbedingt richtig sitzen. Prüfen Sie Ihre Haltung einen Moment, und dehnen Sie die Wirbelsäule, bevor Sie anfangen.

1

Führen Sie den linken Arm vorn zur rechten Körperseite, und legen Sie die Handfläche auf die Außenseite des rechten Oberschenkels. Legen Sie den rechten Arm hinter sich und den Handrücken auf die linke Taille.

Beim *Einatmen* richten Sie sich aus dem Becken heraus auf und öffnen Brust und Brustkorb.

Beim *Ausatmen* drehen Sie langsam den Kopf, um über die rechte Schulter zu blicken. Die Augen führen die Bewegung an; auf diese Weise bleibt der Hals schön lang.

Beim *Einatmen* dehnen Sie sich.

Beim *Ausatmen* drehen Sie den Oberkörper so weit wie möglich nach rechts. Lassen Sie die rechte Schulter los, damit sie sich nach hinten bewegen kann.

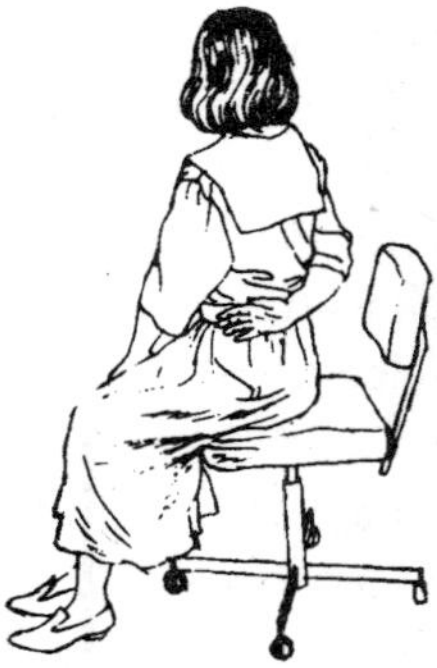

Halten Sie diese Stellung, und atmen Sie ruhig und langsam durch. Bei jedem Ausatmen lassen Sie den Körper weiter in die Drehung gleiten. Verstärken Sie die Bewegung nicht bewußt – lassen Sie sie einfach geschehen.

Beim *Einatmen* wenden Sie langsam das Gesicht nach vorn. Dann lassen Sie die Hände los.

Wiederholen Sie diese Übung auf der anderen Seite.

2

Sie sitzen in der Ausgangsposition.

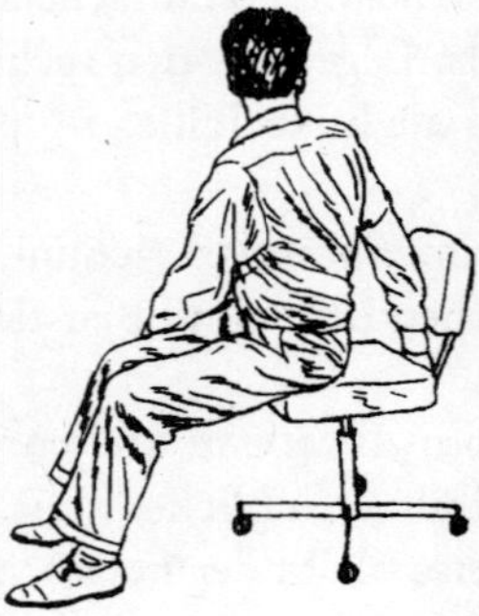

Legen Sie die linke Handfläche auf die Außenseite des rechten Oberschenkels. Die rechte Hand führen Sie hinter sich und halten sich hinten am Sitz genau unterhalb der Wirbelsäule fest.

Beim *Einatmen* strecken Sie sich, öffnen die Brust und heben den Brustkorb.

Beim *Ausatmen* drehen Sie den Kopf langsam zur rechten Seite. Die Augen führen die Bewegung, bis Sie über die rechte Schulter blicken.

Beim *Einatmen* strecken Sie die Wirbelsäule.

Während des *Ausatmens* drehen Sie den Oberkörper nach rechts, so weit es für Sie angenehm ist. Die rechte Schulter wird nach hinten freigegeben.

Halten Sie die Position, atmen Sie langsam und ruhig, und gleiten Sie bei jedem *Ausatmen* weiter in die Drehung. Verstärken Sie die Bewegung nicht; lassen Sie sie im Atemrhythmus geschehen.

Beim *Einatmen* wenden Sie das Gesicht langsam nach vorn. Geben Sie dann die Hände frei.

Wiederholen Sie diese Übung auf der anderen Seite.

Kapitel 4

Noch mehr Sitzübungen

Die meisten Bewegungen und Yoga-Stellungen sind für die Wirbelsäule bestimmt; sie verleihen ihr Stärkung und Geschmeidigkeit und fördern den freien Energiefluß.
Obwohl die Wirbelsäule durchaus von übergeordneter Bedeutung ist, sollten die anderen Körpergelenke nicht vernachlässigt werden. Dies gilt vor allem für Menschen, die eine sitzende Tätigkeit ausüben, da die Gelenke durch längeres Sitzen, wie wir wissen, steif werden.
Die Übungen in diesem Kapitel behandeln alle anderen Körpergelenke – Finger, Hände, Handgelenke und Ellbogen (Schulterübungen siehe Kapitel 2), die Zehen, Fußgelenke, Knie und Hüften. Sie gehören zu einer Gruppe von Yoga-Übungen, die unter der Bezeichnung »Pawanmuktasana« bekannt sind. Es ist ein Wort aus dem Sanskrit und bedeutet »Befreien der Winde«, was sich auf die Ansammlung von Giften im Körper bezieht.

Gifte bauen sich im Körper aufgrund verschiedener Faktoren auf; dazu gehören zum Beispiel ungesunde Ernährung, schädliche Medikamente, Nikotin und Alkohol, Kaffee, Tee, Zucker und Salz, Umweltverschmutzung sowie physische, geistige und seelische Belastung. Wenn der Körper sich nicht mehr auf normalem Wege entgiften kann (d. h. wenn sich zu viele Schadstoffe angesammelt haben), verbannt er die Gifte in die Gelenke, als wolle er damit die lebenswichtigen Organe schützen. Daher bauen sich Gifte vor allem in den Gelenken auf. Steifheit und Unwohlsein sind die Folgen; und im Falle von Arthritis sogar Schmerzen und Unbeweglichkeit.

Wenn man Gelenkübungen also regelmäßig macht, wird die Entgiftung beschleunigt und ihre Auswirkungen werden abgeschwächt. Diese Übungen öffnen und dehnen die Gelenke, sie machen sie frei und erlösen sie von dem Druck, unter dem sie in der Regel leiden. Die Gelenke werden geschmeidiger und kräftiger. Man kann die Übungen sehr gut im Büro durchführen, da viele, vor allem die Fuß- und Beinübungen, während der Arbeit gemacht werden können.

Die Arme

Beim Tippen, Programmieren und Schreiben vollziehen Finger, Hände, Handgelenke und Ellbogen knappe, immer wiederkehrende Bewegungen, die zu Überlastung, Verkrampfung und Steifheit dieser Gelenke führen sowie zu Verspannungen im Nacken- und Schulterbereich. Außerdem kann es zu schmerzhaften Erscheinungen, wie zum Beispiel einem »Tennisarm«, kommen. Es ist sehr wichtig, diese Gelenke von Zeit zu Zeit anders zu bewegen, d. h. ihre Verkrampfung und Anspannung zu lösen und die mit ihnen verbundenen Muskeln arbeiten zu lassen.

Hinweis: Die Anweisungen für die Finger-, Hand- und Handgelenkübungen gehen davon aus, daß die Arme in Schulterhöhe nach vorn gehalten werden, sie können aber auch (diskreter) nach unten hängen.

Finger und Hände

Dehnen und pressen

Sie sitzen in der Ausgangsposition.

Sie heben die nach vorn gestreckten Arme bis in Schulterhöhe. Die Handflächen weisen nach unten. Konzentrieren Sie sich voll auf die Finger, und atmen Sie normal.

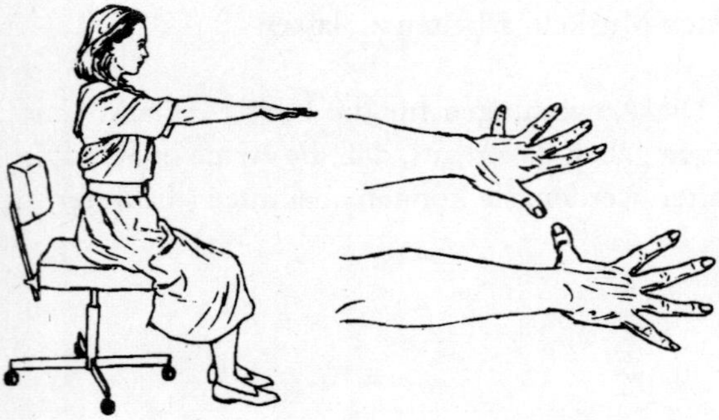

Öffnen Sie langsam die Hände, und spreizen Sie die Finger so weit auseinander, daß große Zwischenräume zwischen allen Fingern entstehen, vor allem zwischen den Kuppen von Daumen und kleinem Finger.

Achten Sie darauf, daß Sie die Finger nicht versteifen; spüren Sie, wie Sie sie öffnen und spreizen, dehnen und weit auseinanderziehen.

Nun rollen Sie die Finger langsam ein und bilden Fäuste. Die Daumen liegen innen. Drücken Sie die Daumen, und verstärken Sie allmählich den Druck, solange es für Sie angenehm ist.

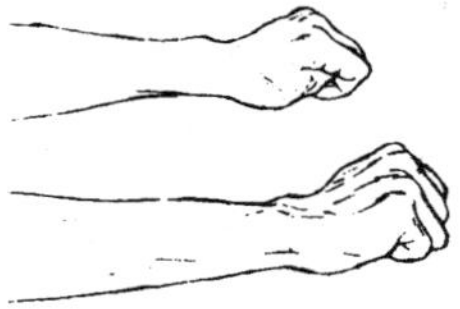

Fahren Sie fort, die Hände abwechselnd zu dehnen und zu pressen. Die Bewegungen sind gleichmäßig und fließend, nicht schnell und ruckartig.

Die Schultern sind nach unten gezogen, und die Wirbelsäule ist gestreckt. Denken Sie daran, den Kiefer zu entspannen.

Führen Sie diese Übung fünfmal hintereinander aus.

Senken Sie die Arme seitlich, und lassen Sie die Schultern ein paarmal rückwärts kreisen.

Fingerschnippen

Heben Sie die Arme in Schulterhöhe vor sich. Die Hände weisen nach unten.

Lassen Sie die Spitzen der gebeugten Zeigefinger von den Daumen wegschnellen. Das sollte zackig, energisch und exakt ausgeführt werden.

Lassen Sie anschließend die Mittel-, Ring- und kleinen Finger auf dieselbe Art vom Daumen wegschnellen.

Dann drehen Sie die Hände um und nehmen zuerst die kleinen Finger, dann Ringfinger, Mittelfinger und Zeigefinger.

Fahren Sie fort, und erhöhen Sie dabei allmählich die Geschwindigkeit, ohne dabei an Kürze und Exaktheit einzubüßen.

Lassen Sie die Arme sinken und die Hände im Schoß ruhen.

Fingerziehen

Ziehen Sie mit der linken Hand ganz leicht am rechten Daumen. Wiederholen Sie dies ein paarmal. Dann ziehen Sie ebenso an Zeigefinger, Mittelfinger, Ringfinger und kleinem Finger.

Anschließend ziehen Sie an den Fingern der linken Hand.

Fingerbiegen

Biegen Sie den rechten Daumen mit der linken Hand ganz vorsichtig nach hinten zum Handgelenk hin.

Dann biegen Sie nacheinander ebenso den Zeige-, Mittel-, Ring- und kleinen Finger.

Anschließend biegen Sie die Finger der linken Hand.

Diese beiden einfachen Übungen eignen sich hervorragend zur Lockerung der Fingergelenke. Sie lösen Spannung, die sich nach langen Schreibarbeiten darin aufgebaut hat. Sie sollten den Gelenken jedoch nie zuviel zumuten; gehen Sie stets vorsichtig vor.

Die Handgelenke

Beugen der Handgelenke

Sie sitzen in der Ausgangsposition.

Heben Sie die nach vorn gestreckten Arme in Schulterhöhe. Die Handflächen weisen nach unten.

Konzentrieren Sie sich nur auf die Handgelenke, und atmen Sie normal.

Beugen Sie die Hände in den Handgelenken nach hinten. Die Finger bleiben gestreckt und deuten nach oben. Die Handflächen weisen nach vorn, als würden sie gegen eine Wand gedrückt.

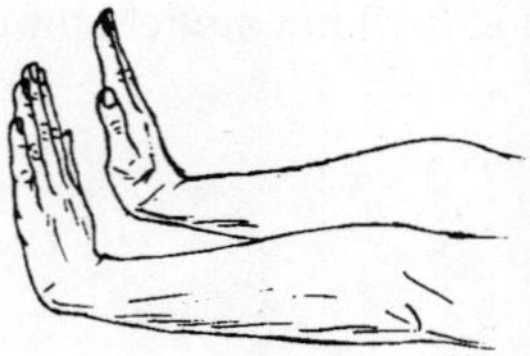

Beugen Sie langsam die Hände in den Handgelenken nach vorn. Die Fingerspitzen weisen nun nach unten. Versuchen Sie, alle drei Knöchelreihen gerade zu halten; die Bewegung sollte nur von den Handgelenken ausgehen.

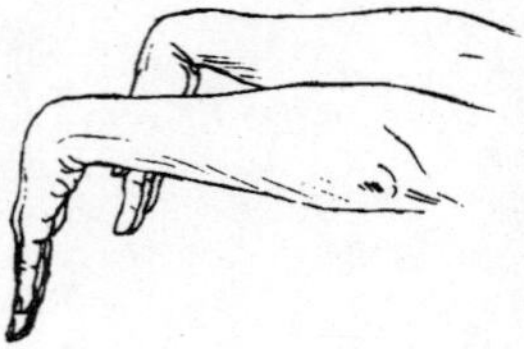

Wiederholen Sie die Bewegung fünfmal.

Lassen Sie danach die Arme sinken und die Schultern rückwärts kreisen.

Kreisen der Handgelenke

Heben Sie die nach vorn gestreckten Arme in Schulterhöhe. Die Handflächen zeigen nach unten.

Bilden Sie mit der rechten Hand eine lockere Faust. Der Daumen liegt innen.

Stützen Sie den rechten Ellbogen mit der linken Hand ab, und drehen Sie die rechte Faust langsam im Uhrzeigersinn.

Machen Sie den Kreis so groß wie möglich, so daß die Bewegungsfähigkeit des Handgelenks voll ausgeschöpft wird.

Machen Sie dies fünfmal im Uhrzeigersinn, dann umgekehrt.

Die Bewegung erfolgt nur im Handgelenk: Ellbogen und Schulter sind ruhig.

Wiederholen Sie die Übung mit dem linken Handgelenk: fünfmal in jeder Richtung.

Dann wiederholen Sie dasselbe mit beiden Fäusten gleichzeitig, fünfmal in jeder Richtung.

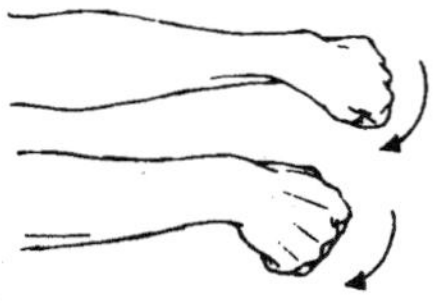

Lassen Sie die Arme sinken und die Schultern rückwärts kreisen.

Wenn Sie die Bewegung einmal so steuern können, daß sie nur in den Handgelenken vollzogen wird und der restliche Arm ruhig bleibt, müssen Sie den Arm nicht mehr abstützen.

Achten Sie auf die Qualität der Bewegung: Verläuft sie glatt und »wie geölt« oder ruckartig und nur in engen Kreisen?

Beachten Sie den Unterschied zwischen dem rechten und dem linken Handgelenk sowie Veränderungen, die Sie feststellen können, nachdem Sie die Übungen eine Zeitlang durchgeführt haben.

Die Ellbogen

Beugen der Ellbogen: die Arme nach vorn

Sie sitzen in der Ausgangsposition.

Heben Sie die nach vorn gestreckten Arme in Schulterhöhe. Die Handflächen weisen nach oben.

Konzentrieren Sie sich auf die Ellbogen, und atmen Sie normal.

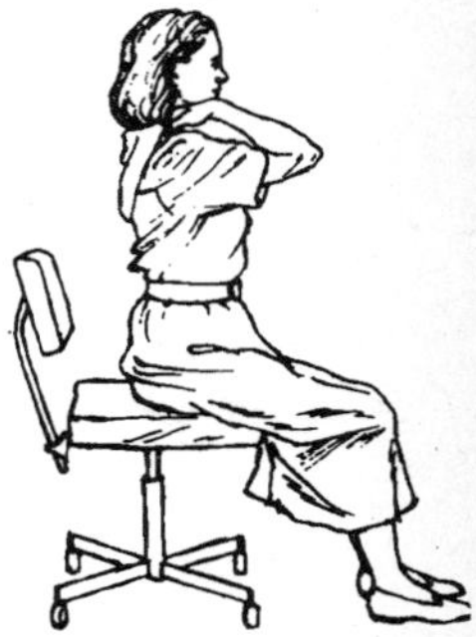

Beim *Ausatmen* beugen Sie die Ellbogen, um die Fingerspitzen auf die Schultern zu legen. Die Oberarme bleiben parallel zum Boden.

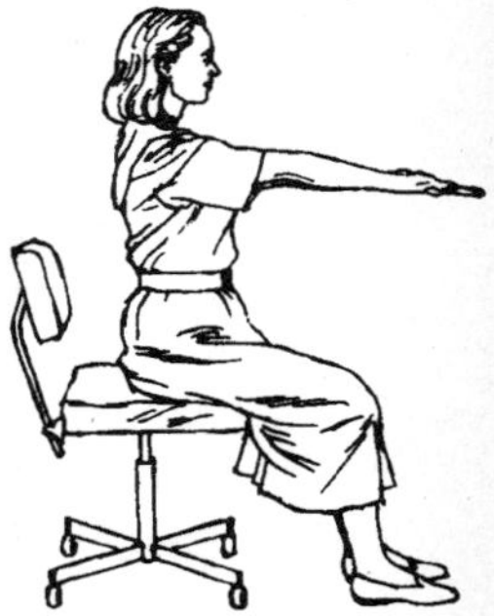

Beim *Einatmen* strecken Sie Arme und Fingerspitzen von sich. Achten Sie darauf, daß sich Ellbogen, Handgelenke und Finger nicht verkrampfen, sondern spüren Sie, wie sich alle Gelenke dehnen und weiten. Spüren Sie den Zwischenraum, den Sie in den Gelenken der Ellbogen schaffen.

Wiederholen Sie dies fünfmal.

Lassen Sie die Arme sinken und die Schultern rückwärts kreisen.

Beugen der Ellbogen: die Arme zur Seite

Heben Sie die Arme seitlich in Schulterhöhe. Die Handflächen zeigen dabei nach oben.

Beim *Ausatmen* beugen Sie die Ellbogen, um die Fingerspitzen auf die Schultern zu legen. Die Oberarme bleiben parallel zum Boden.

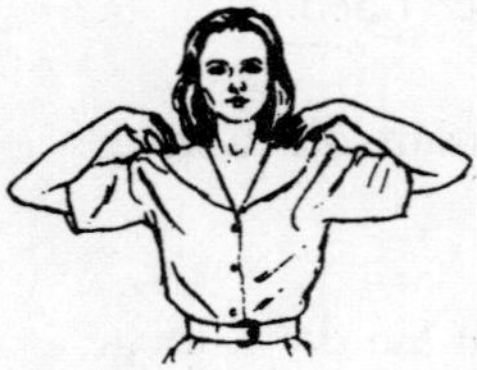

Beim *Einatmen* strecken Sie den rechten Arm und die Fingerspitzen von sich weg, wobei Sie das Ellbogengelenk dehnen und weiten.

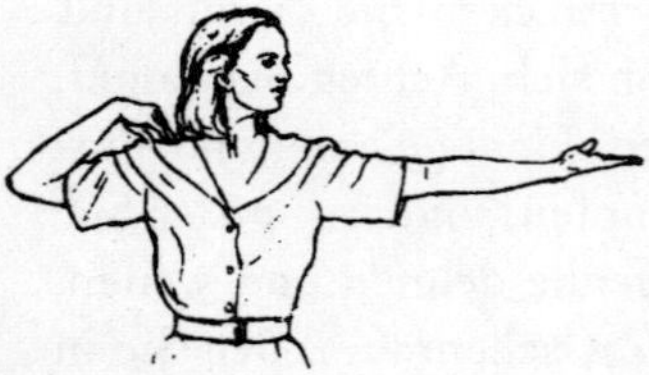

Zugleich drehen Sie langsam den Kopf nach rechts, wobei die Augen die Bewegung führen.

Während Sie *ausatmen*, legen Sie die Fingerspitzen wieder auf die Schultern und führen gleichzeitig den Kopf wieder nach vorn.

Während Sie *einatmen*, strecken Sie den linken Arm und drehen den Kopf nach links.

Beim *Ausatmen* legen Sie nun die Fingerspitzen wieder auf die Schulter und drehen den Kopf nach vorn.

Diesen Bewegungsablauf wiederholen Sie zweimal.

Lassen Sie anschließend die Arme sinken und die Schultern rückwärts kreisen.

Bei diesen beiden Übungen bleiben die Schultern unten und die Wirbelsäule gestreckt. Und denken Sie daran, den Kiefer nicht anzuspannen.

Die Beine

Längeres Sitzen verursacht nicht nur steife Gelenke, sondern sorgt häufig auch für träge Durchblutung, wobei sich das Blut in den Füßen und Unterschenkeln staut. Fuß- und Fußgelenkübungen erhöhen die Geschmeidigkeit der Gelenke. Außerdem werden dabei die Muskeln unterstützt, wenn sie den Venen helfen, das Blut gegen die Schwerkraft zurück zum Herzen zu pumpen.

Die nun folgenden Übungen können Sie jederzeit ausführen, ohne die Arbeit unterbrechen zu müssen. Sogar Besprechungen eignen sich dafür – man sollte allerdings darauf achten, daß man dabei den Faden nicht verliert und dem Gespräch folgen kann (und auch den Vorgesetzten nicht unter dem Tisch tritt, wie man es mir gelegentlich nachgesagt hat).

Die Zehen

Die Ärmsten! Sie leisten so schwere Arbeit für uns, sie tragen uns tagein, tagaus im Stehen und Gehen; und sie sind so überaus wichtig für unser Gleichgewicht und unseren Gang. Dennoch vergessen und vernachlässigen wir sie. Vielleicht deshalb, weil sie so weit von unserem Kopf entfernt sind.

Zehenübungen sind wichtig. Mit ihnen fühlt man sich insgesamt wohler.

Zehenbeugen

Ziehen Sie, wenn möglich, Schuhe und Strümpfe aus (oder zumindest die Schuhe). Die Füße sind froh, an die Luft zu kommen; außerdem kann man sie so besser strecken.

Sie sitzen in der Ausgangsposition und haben die Füße in Hüftbreite flach auf den Boden gestellt.

Heben Sie den rechten Fuß, und strecken Sie das Bein vor.

Konzentrieren Sie sich auf die Zehen, und atmen Sie ruhig.

Schieben Sie die Ferse allmählich von sich weg, wobei Sie gleichzeitig die Zehen zum Körper hin zurückziehen. Sie sollten eine leichte Dehnung hinten im Bein spüren.

Rollen Sie langsam die Zehen nach vorn ein. Die Bewegung sollte in den beiden Gelenken eines jeden Zehs erfolgen, nicht jedoch im Fußgelenk; der Fuß bleibt aufgerichtet.

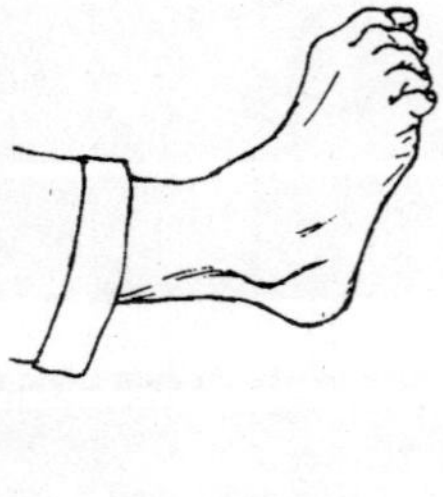

Rollen Sie die Zehen nicht so stark ein, daß Sie einen Krampf bekommen.

Dann strecken Sie die Zehen wieder und ziehen sie zu sich zurück. Gleichzeitig spreizen Sie die Zehen. Dabei steht der dicke Zeh möglichst weit vom kleinen Zeh ab. Versuchen Sie, zwischen allen Zehen einen Zwischenraum zu schaffen.

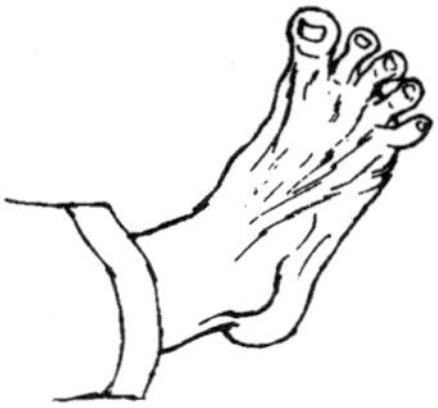

Wiederholen Sie dies fünfmal, dann führen Sie die Übung mit den Zehen des linken Fußes aus.

Diese Übung und die folgenden Fußgelenkübungen kann man auch durchführen

- ❒ wenn die Fersen auf dem Boden stehen,
- ❒ im Stehen (wenn man auf Bus oder Bahn wartet),
- ❒ wenn man auf dem Boden sitzt und die Beine vor sich ausgestreckt hat (vielleicht vor dem Fernseher zu Hause),
- ❒ im Liegen (wenn man sich morgens streckt oder krank im Bett liegt).

Die Fußgelenke

Beugen der Fußgelenke

Sie sitzen in der Ausgangsposition und strecken das rechte Bein nach vorn. Der linke Fuß bleibt flach auf dem Boden.

Konzentrieren Sie sich ganz auf das Fußgelenk, und atmen Sie ruhig.

Strecken Sie nun die Zehen möglichst weit nach vorn, bis sie von Ihnen weg zeigen.

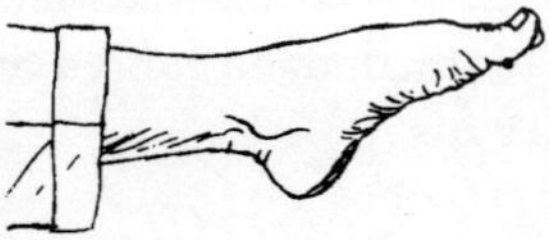

Dann schieben Sie die Ferse von sich weg und ziehen die Zehen zum Körper hin zurück. Spüren Sie die Dehnung hinten im Bein von der Ferse bis zum Gesäß.

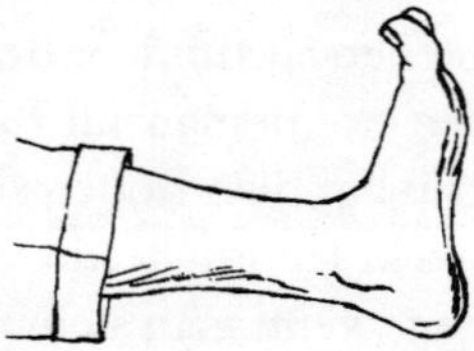

Diese Übung führen Sie fünfmal langsam aus. Wiederholen Sie sie auf der linken Seite.

Das Bein sollte während der gesamten Übung gestreckt bleiben. Die Bewegung erfolgt nur im Fußgelenk, nicht in der Hüfte oder im Knie.

Kreisen des Fußgelenks

Die Sitzhaltung ist dieselbe wie in der vorigen Übung. Das rechte Bein ist nach vorn ausgestreckt. Der linke Fuß ruht flach auf dem Boden.

Drücken Sie die Ferse von sich weg, so daß Sie die Dehnung hinten im Bein spüren.

Kreisen Sie nun langsam mit dem rechten Fuß zunächst im Uhrzeigersinn, dann umgekehrt – fünfmal in jeder Richtung. Versuchen Sie, die Kreise so weit wie möglich zu ziehen, so daß Sie die Bewegungsfähigkeit des Fußgelenks voll ausschöpfen.

Stellen Sie sich vor, daß Sie mit einem Zirkel Kreise schlagen; das Fußgelenk ist der unveränderliche Kreismittelpunkt, und an Ihrem großen Zeh befindet sich eine Bleistiftmine. Zeichnen Sie nun immer größere Kreise.

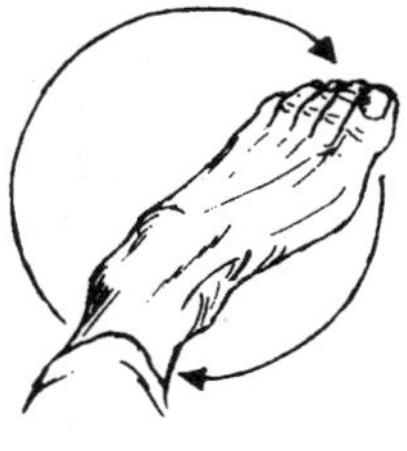

Wiederholen Sie die Übung mit dem linken Fuß.

Halten Sie die Schultern unten und die Wirbelsäule gestreckt. Knie und Hüfte sollten sich nicht bewegen, nur das Fußgelenk.

Achten Sie auf die Qualität der Bewegung: Ist sie glatt und »wie geölt« oder ruckartig und knirschend? Achten Sie auf den Unterschied zwischen dem rechten und dem linken Fußgelenk. Beachten Sie auch Veränderungen, die eintreten, wenn Sie eine Zeitlang trainiert haben.

Die Knie

Beugen der Knie

Setzen Sie sich auf Ihrem Stuhl nach hinten. Die Füße stehen in Hüftbreite parallel zueinander flach auf dem Boden.

Konzentrieren Sie sich voll auf die Knie, und atmen Sie normal.

Heben Sie das rechte Bein, und strecken Sie es aus, wobei Sie die Ferse allmählich von sich fortdrücken.

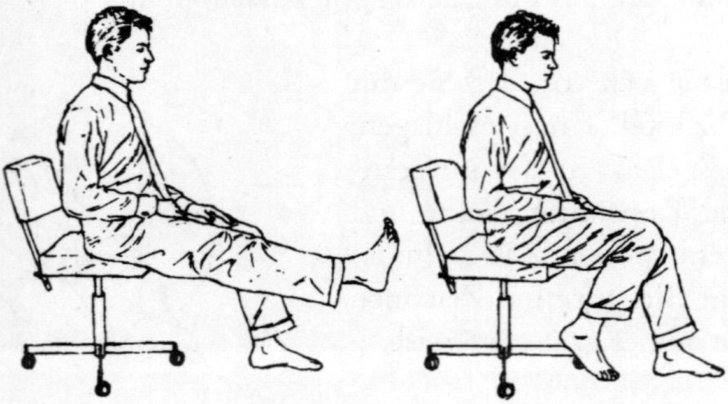

Dann beugen Sie das Knie.

Wiederholen Sie dies fünfmal.

Dann führen Sie die Übung mit dem linken Bein aus.

Kreisen der Knie

Sie sitzen in der Ausgangsposition. Die Füße stehen hüftbreit parallel zueinander flach auf dem Boden.

Konzentrieren Sie sich auf die Knie, und atmen Sie normal.

Heben Sie das rechte Bein, und lassen Sie den Unterschenkel zunächst im Uhrzeigersinn, dann umgekehrt kreisen. Der Fuß baumelt locker, die Bewegung findet im Knie statt.

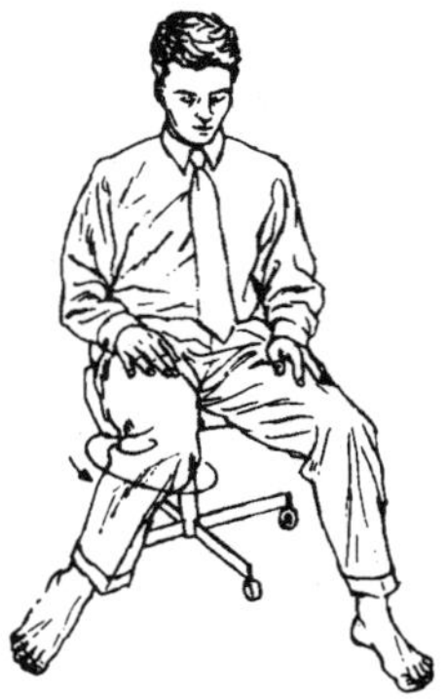

Wiederholen Sie dies fünfmal in jeder Richtung.

Dann führen Sie die Übung mit dem linken Bein aus.

Die Hüften

Neben den Schultern sind die Hüften die beweglichsten Körpergelenke. Aber auch sie brauchen Bewegung, um geschmeidig zu bleiben. Sie leiden am meisten darunter, wenn wir lange Zeit auf einem Stuhl sitzen.

Das Beste, was Sie für die Hüften tun können, sind körperliche Aktivitäten. Verschaffen Sie sich viel Bewegung: Wandern und Schwimmen ist ideal. Schreiten Sie beim Gehen nur ein paar Zentimeter weiter aus als sonst: Damit werden die Hüftgelenke erfolgreich trainiert.

Im Büro sollten Sie so oft wie möglich aufstehen und sich bewegen. Es gibt nur wenige Übungen, die man für die Hüftgelenke auf dem Stuhl ausführen kann. Hier sind zwei Vorschläge:

1

Sie sitzen in der Ausgangsposition.

Legen Sie das rechte Fußgelenk auf den linken Oberschenkel knapp oberhalb des Knies.

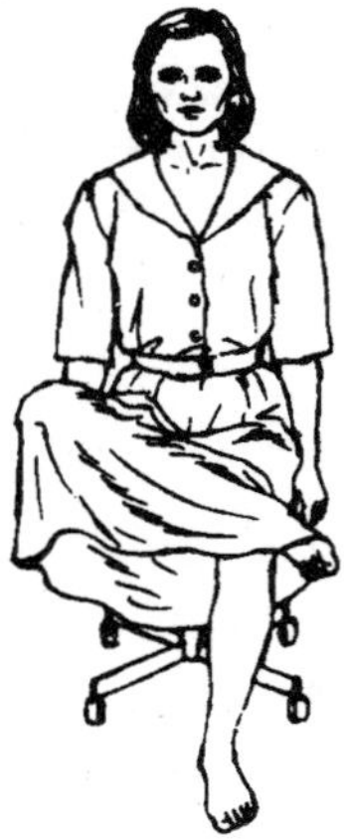

Entspannen Sie das rechte Bein, und lassen Sie das Knie nach unten fallen. Lassen Sie das Hüftgelenk langsam durch die Schwerkraft und das Gewicht des Beines sich öffnen.

Diese Dehnung ist passiv. Sie müssen nichts tun; bleiben Sie einfach in dieser Haltung sitzen, solange es Ihnen angenehm ist, während Sie mit Ihrer Arbeit fortfahren. Wechseln Sie nach etwa fünf Minuten vorsichtig die Seiten.

2

Wenn Sie in den Hüftgelenken relativ locker sind, wenn Sie entsprechende Kleidung tragen und wenn Sie auf einem geeigneten Stuhl sitzen, werden Sie vielleicht herausfinden, daß Sie bequem mit gekreuzten Beinen darauf sitzen können.

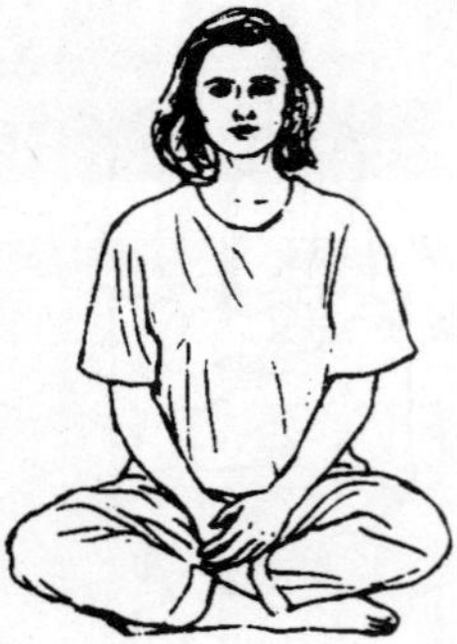

Oder Sie legen die Fußsohlen auf Ihrem Stuhl aneinander und ziehen die Fersen so nah wie möglich ans Gesäß.

Mit diesen beiden Übungen werden die Hüftgelenke wunderbar weit, und wenn Sie sie nicht während der Arbeitszeit ausführen können, dann vielleicht zu Hause (etwa beim Fernsehen: siehe Kapitel 7).

Die Augen

Auch die Augen sind Muskeln; auch sie werden im Laufe eines Arbeitstages belastet; sie ermüden und sind angespannt. Wenn wir uns auf unsere Arbeit konzentrieren, neigen wir dazu, auf sie zu starren, was für die Augen sehr schmerzhaft ist. Denken Sie daran, und versuchen Sie, den Blick möglichst oft zu mildern. Schließen Sie ab und zu für einen Augenblick die Augen, um sie auszuruhen.
Augenübungen entspannen, beleben und kräftigen die Augen.

Hier nur zwei Beispiele für sehr einfache Übungen.

Die Uhr verfolgen

Sie schließen die Augen und stellen sich vor, daß Sie auf eine riesige Uhr schauen (eine Uhr mit Ziffern und Zeigern – vorausgesetzt, Sie sind alt genug, um sich an prädigitale Zeiten zu erinnern). Stellen Sie sich vor, die Uhr würde die gesamte Wand vor Ihnen ausfüllen. Dann öffnen Sie die Augen.

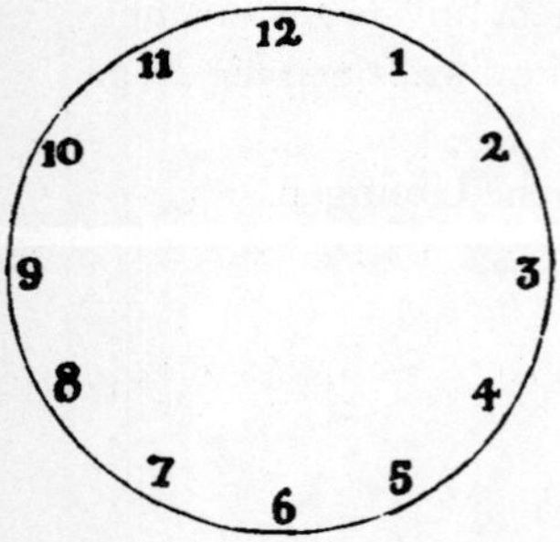

Schauen Sie auf 12 Uhr
Schauen Sie hinunter auf 6 Uhr

Schauen Sie auf 3 Uhr
Schauen Sie auf 9 Uhr

Schauen Sie auf 1 Uhr
Schauen Sie auf 7 Uhr

Schauen Sie auf 2 Uhr
Schauen Sie auf 8 Uhr

Schauen Sie auf 11 Uhr
Schauen Sie auf 5 Uhr

Schauen Sie auf 10 Uhr
Schauen Sie auf 4 Uhr

Wiederholen Sie jede dieser Versionen mehrere Male, bevor Sie zur nächsten übergehen.

Zum Abschluß lassen Sie die Augen gleichmäßige große Kreise vollziehen. Beginnen Sie bei der 12-Uhr-Stellung, und verfolgen Sie die gesamte Rundung der Uhr. Machen Sie dies mehrere Male in beiden Richtungen.

Die Augen mit den Händen bedecken

Wenn Sie sehr viel Arbeit dicht vor den Augen verrichtet haben und die Augen nicht mehr mitmachen wollen, behandeln Sie sie wie folgt. Es wird nur ein oder zwei Minuten in Anspruch nehmen.

Reiben Sie die Handflächen stark und kräftig aneinander. Wenn Sie gut warm sind und prickeln, legen Sie sie über die geschlossenen Augen, und bleiben Sie eine Zeitlang ruhig sitzen. Die Hände liegen nur leicht auf und üben keinen Druck auf die Augen aus. Spüren Sie, wie Wärme und Energie – Ihre eigene Heilkraft – von den Händen auf die Augen übertragen wird und sie beruhigt, entspannt und belebt.

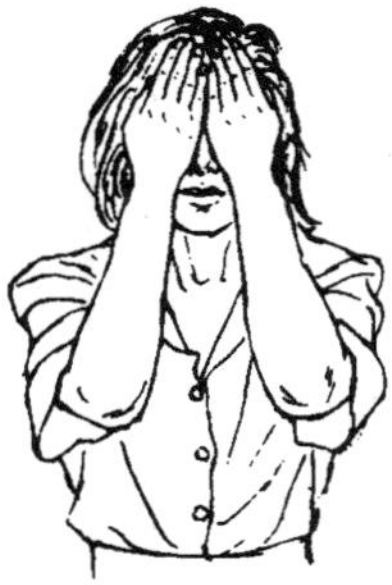

Atmen Sie weich, verbinden Sie jedes Ausatmen mit einem langen, leisen Seufzer.

Entspannen Sie. Die Augen sind passiv und nehmen auf, was ihnen gegeben wird.

Öffnen Sie die Augen hinter den Händen, und schauen Sie entspannt ins Dunkel.

Zum Abschluß lassen Sie die Fingerspitzen leicht über die Stirn abwärts gleiten, über die Augenlider, die Nase, die Wangen, die Lippen und das Kinn.

und schließlich....

Nichts ist anstrengender und ermüdender als die Art und Weise, in der wir unsere Energie bei dem Versuch verschwenden, mehr als eine Sache gleichzeitig zu tun und zu bedenken. Sie sollten wirklich versuchen, bei einer Arbeit zu bleiben und sich voll darauf zu konzentrieren. Dies ist ein Ratschlag, der kaum zu befolgen ist; an die meisten Berufstätigen werden so viele widersprüchliche Anforderungen hinsichtlich ihrer Arbeitszeit und ihrer Energie gestellt, daß es sehr schwierig sein kann, sich zu konzentrieren. Schließlich ist man versucht, drei oder zehn Dinge gleichzeitig zu tun. Dann klingelt das Telefon, und man muß alles fallenlassen und sich mit dem Problem beschäftigen, das dort wieder angesagt ist. Und so geht es endlos weiter... In solchen Augenblicken hilft es, wenn man eine Zeitlang alles sein läßt und innehält.

Lassen Sie mich die Sitzübungen hier mit einer Übung abschließen, die nur daraus besteht, zu sitzen. Und natürlich, zu atmen.

Sie sitzen in der Ausgangsposition und haben die Hände entspannt im Schoß liegen: locker verschränkt, gefaltet oder mit den Handflächen auf den Oberschenkeln. Beginnen Sie damit, sich auf Ihren Atem zu konzentrieren, und verfolgen Sie jedes Einatmen und jedes Ausatmen.

Wenn Sie sich daran gewöhnt haben, klimpern Sie langsam ein- oder zweimal mit den Augen, bevor Sie sie langsam schließen.

Beobachten Sie Ihren Atem, wie er in Ihren Nasenlöchern ein und aus geht. Verfolgen Sie seinen Weg durch die Nase ein und aus. Beobachten Sie seine Temperatur und Beschaffenheit.

Versuchen Sie nicht, die Atmung zu steuern oder zu regulieren: unternehmen Sie nichts, um sie zu verändern. Beobachten Sie lediglich Ihren eigenen, natürlichen Atemrhythmus.

Lassen Sie dem Atemstrom beim Ausatmen freien Lauf; lassen Sie ihm soviel Zeit, wie er braucht, um Ihren Körper zu verlassen. Legen Sie eine kleine Pause ein zwischen jedem Ausatmen und dem nächsten Einatmen. Verhalten Sie sich dabei ganz ruhig.

Atmen Sie so eine Zeitlang, und vertiefen Sie dann allmählich die Atemzüge. Strecken Sie langsam Finger und Hände. Dann öffnen Sie behutsam die Augen.

Wenn Sie sich auf die Atmung konzentrieren, sammeln Sie Energie. Diese Übung macht den Kopf frei und verschafft innere Ruhe. Die verschwendete Energie wird wieder eingeholt, so daß Sie entscheiden können, was Sie als nächstes mit äußerster Konzentration in Angriff nehmen.

Kapitel 5

Atmen

Leben ist Atmen, und Atmen ist Leben.
Solange ein Körper atmet, lebt er.
Kaushitaki Upanishad

Es gibt ein Sprichwort: »Wer nur halb atmet, lebt nur halb.« Die Art und Weise, wie wir atmen, beeinflußt ständig unsere Lebensqualität: nicht nur unsere physische Gesundheit, sondern auch unsere seelische Stabilität und unsere geistige Ausgeglichenheit. Falsche Atmung ist die Ursache für viele Krankheiten; außerdem erzeugt sie jenen wohlbekannten, halbtoten Zustand der Niedergeschlagenheit und Lethargie, den so viele Menschen leider als normal empfinden.

Gesunde Atmung ist voll, tief, langsam und rhythmisch und hat viele Vorteile.

- ❒ Sie hilft, Spannungen abzubauen.
- ❒ Sie hilft, Müdigkeit zu überwinden und neue Energie zu schöpfen.
- ❒ Sie wirkt beruhigend auf Geist, Nerven und Seele.
- ❒ Man schläft fester.
- ❒ Gedächtnis, Konzentration und alle geistigen Prozesse werden verbessert.
- ❒ Da die Zellen mehr Sauerstoff erhalten, wird das Blut gereinigt.

Bei wirklich guter Atmung, d. h. wenn die Kapazität der Lungen voll ausgenutzt wird, funktioniert das Atemsystem am besten. Infolgedessen werden Durchblutung, Verdauung und Entschlackung gefördert. Man fühlt sich körperlich besser, und dies wiederum kann das Bewußtsein verändern. Man kann wohl mit Recht behaupten, daß die gesunde Funktion aller Körpersysteme und damit die gesamte Lebensqualität eines Menschen von seiner Atmung abhängen.

Man atmet, um Sauerstoff aufzunehmen, den jede Körperzelle braucht, um den Lebensprozeß in Gang zu halten und um Kohlendioxid freizusetzen, das Abfallprodukt dieses Prozesses. Beim Einatmen gelangt Sauerstoff aus der Luft in die Lungen und von dort ins Blut, das ihn, angetrieben durch das Herz, in den gesamten Körper trägt. Beim Ausatmen wird Kohlendioxid freigesetzt, den das Blut in allen Körpergeweben aufgesammelt hat.

Die Lungen sind elastisch und flexibel. Sie können sich enorm ausdehnen. Würde man sie öffnen und ausbreiten, würden sie eine Fläche einnehmen, die ungefähr vierzigmal so groß wie die gesamte Hautoberfläche des Körpers ist. Ihre Aufnahmefähigkeit ist riesig; allerdings wird sie nur von wenigen Menschen zu mehr als einem Bruchteil genutzt.

Wenn man Sie bittet, »einmal tief durchzuatmen«, werden Sie wahrscheinlich die obere Brust heben und nach vorn wölben und vielleicht hörbar durch Nase oder Mund einatmen. Dieses Verhalten hilft Ihnen nicht, tiefer zu atmen; es hat in der Tat den gegenteiligen Effekt, weil der Raum in Ihrer Brusthöhle eigentlich eher verkleinert als vergrößert wird, die Lungen werden so stark zusammengepreßt, daß sie sich eben nicht ausdehnen können.

Man kann die Lungen wohl am besten mit einem Ballonpaar vergleichen: In aufgeblasenem Zustand können sie sich in alle Richtungen ausdehnen, nach vorn, nach hinten, seitlich, nach unten und nach oben. Ob sie dies tatsächlich tun, hängt vom Tonus und von der Elastizität der Muskeln ab, die am Atmungsprozeß beteiligt

sind, vor allem von den Interkostalmuskeln und dem Zwerchfell, in geringem Umfang auch von der Bauchmuskulatur.
Die Atmung wird von Nervenimpulsen, die das Gehirn über die Nervenbahnen an die Interkostalmuskeln und das Zwerchfell aussendet, gesteuert. Diese Impulse unterliegen nicht unserer bewußten Kontrolle, und die Muskeltätigkeit, die sie anregen, wird automatisch vollzogen. Was wir bewußt beeinflussen, ist die Beschaffenheit der Muskeln und ihre Leistungsqualität, welche wir verbessern können. Und damit verbessern wir auch die Atmungsqualität.
Lassen Sie uns kurz überprüfen, welche Muskeln am Atemprozeß beteiligt sind und welche Rolle sie dabei spielen.

Die Interkostalmuskeln

Die Interkostalmuskeln liegen zwischen den einzelnen Rippen. Sie dehnen den Brustkorb aus und ziehen ihn zusammen, damit ein tiefes Ein- und Ausatmen möglich ist.
Die Rippen bewegen sich geschmeidig und ungehindert, wenn die Interkostalmuskeln gut funktionieren, vergleichbar vielleicht mit dem Griff eines Eimers. Bedenkt man, daß sie im Rücken mit der Wirbelsäule verbunden sind und vorn mit dem Brustbein, kann man sich die »Eimergriff-Bewegung« so vorstellen: Beim Einatmen werden die Muskeln nach oben und außen in Richtung der Achselhöhlen geschwungen, wobei sie den Brustraum vergrößern, so daß die Lungen sich ausdehnen und anfüllen können. Beim Ausatmen begeben sie sich wieder in die anfängliche Ruhestellung. Der Brustraum wird verkleinert, und die Lungen kehren in ihre Ausgangsstellung zurück.

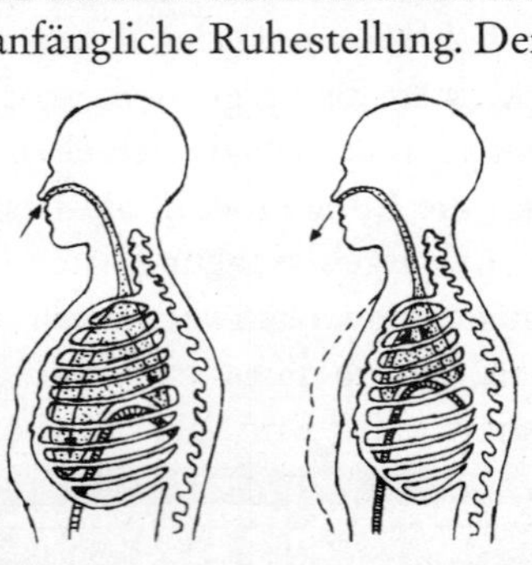

Das Zwerchfell

Das Zwerchfell ist eine große, kräftige, kuppelförmige Muskelplatte zwischen Brust- und Bauchhöhle. Mit den Interkostalmuskeln verändert es die Raumgröße der Brusthöhle, damit die Lungen sich ausdehnen und füllen, einfallen und sich leeren können. Beim Einatmen bewegt sich das Zwerchfell nach unten und übernimmt damit seine Rolle bei der Vergrößerung der Brusthöhle. Beim Ausatmen entspannt es sich und kehrt in die Ruhestellung zurück, wobei der Raum in der Brusthöhle verkleinert wird.

Wenn auch das Zwerchfell automatisch arbeitet, wie oben beschrieben, so hängt die Qualität seiner Leistung vom Zustand der Interkostalmuskeln ab. Wenn deren Tonus nur gering ist und wenig Bewegung stattfindet, kann das Zwerchfell auch nicht ungehindert arbeiten. Wenn beide gut funktionieren, ist die Bewegung des Zwerchfells uneingeschränkt und ausgeprägt; die Atmung verläuft langsam, voll und rhythmisch.

Das Zwerchfell massiert außerdem die Bauchorgane, trainiert und strafft sie.

Die Bauchmuskulatur

Auch die Bauchmuskeln spielen bei der Atmung eine Rolle. Das Zwerchfell bildet durch seine Lage zwischen Brust- und Bauchhöhle den Boden der einen und das Dach der anderen. Bewegt es sich beim Einatmen nach unten, um die Brusthöhle zu vergrößern, muß der dafür notwendige Raum in der Bauchhöhle darunter freigemacht werden. Die Bauchmuskeln schaffen diesen Raum, indem sie sich leicht nach vorn wölben. Beim Ausatmen entspannen sich sowohl Zwerchfell als auch Bauchmuskulatur und kehren in die jeweilige Ruhestellung zurück.

Wenn man normal einatmet, sollte der Bauch entspannt bleiben. Schiebt man ihn absichtlich nach vorn, wie dies manche Bücher und einige Lehrmeinungen empfehlen, gelangt man zu einer gezwungenen, unnatürlichen Atmung. Im übrigen würden die

Bauchmuskeln auf diese Weise geweitet und geschwächt, so daß man zusätzlich auch noch einen Trommelbauch entwickeln würde! Ein leichtes Einziehen der Bauchmuskulatur gegen Ende des Ausatmens fördert hingegen die Aufwärtsbewegung des Zwerchfells und somit ein ausgiebigeres Ausatmen. Es wird mehr Restluft aus den Lungen gepumpt, und die Bauchorgane werden massiert. Außerdem ist dies eine sehr wirkungsvolle Art, die Bauchmuskulatur zu trainieren.

Damit sind lediglich die grundlegenden Muskelaktivitäten beim Atmen erklärt. Man braucht kein intellektuelles Verständnis dieser Tätigkeiten, um den Atemprozeß zu verbessern; aber es kann hilfreich sein, wenn man weiß, wo die verschiedenen Muskeln liegen und was sie tun, so daß man sich ihre Arbeit vorstellen kann.

Sollten Sie sich fragen, ob Sie Ihre Atmung verbessern müssen, so lautet die Antwort mit großer Wahrscheinlichkeit: ja. Nur wenige Menschen atmen gut. Säuglinge und Kleinkinder tun es, aber die meisten Menschen verlieren diese Fähigkeit beim Heranwachsen. Schlechte Haltung, schlechte Eßgewohnheiten, Streß, Anspannung, seelische Probleme, mangelndes Körpertraining, Umweltverschmutzung, Rauchen – all das schränkt eine Vollatmung ein, d. h. trägt zu flacher, schneller und unregelmäßiger Atmung bei, die vor allem in der oberen Brusthöhle ohne nennenswerte Beteiligung des Brustkorbes stattfindet; dementsprechend wenig wird auch die Lungenkapazität ausgenutzt.

Wenn sich diese eingeschränkte Atmung bei einem Menschen entwickelt, werden die Interkostalmuskeln immer weniger beansprucht. Sie vergessen, was sie eigentlich tun sollen, und verlieren ihre natürliche Elastizität und Beweglichkeit. Der Brustkorb verspannt sich, das Zwerchfell arbeitet mit Einschränkungen, und hastige, flache Atmung wird zum Normalzustand. Der ganze Körper leidet.

Will man falsche Atemgewohnheiten ändern, so muß man vor allem den Tonus und die Elastizität der Interkostalmuskeln erneuern, so daß sie ihre Arbeit wieder richtig aufnehmen können. Der beste Weg, diesen Prozeß *nicht* in Gang zu setzen, wäre der plötzliche Entschluß, ab sofort tiefer zu atmen; denn das führt nur dazu, daß man eine Atmung erzwingt, die unnatürlich ist und Unbehagen bereitet.

Am besten läßt sich gesündere Atmung mit Hilfe von Körpertraining durchsetzen, das den Sauerstoffbedarf erhöht und den Atemapparat wirkungsvoller arbeiten läßt. Die meisten Trainingsarten – Wandern, Laufen, Schwimmen, Radfahren usw. – sind eine Hilfe. Aber auch im Sitzen oder im Stehen kann man Übungen durchführen, die speziell darauf abzielen, die Interkostalmuskeln zu trainieren, so daß sich der Brustkorb weitet, die Brust sich öffnet und die Lungen sich ausdehnen. Wenn all dies geschieht, wird die Atmung automatisch voller und langsamer.

Die Atmung, die man sich in langen Jahren angewöhnt hat, kann nicht von heute auf morgen geändert werden, aber wenn man regelmäßig übt – und seien es auch nur fünf oder zehn Minuten am Tag –, werden sich bald schon Veränderungen einstellen. In dem Maße, wie sich der Tonus der Interkostalmuskeln verbessert, wird sich automatisch eine wirkungsvollere Atmung einstellen, die sowohl die Konzentration als auch die physische Gesundheit verbessert und ein erhöhtes Wohlgefühl bewirkt.

Viele der in diesem Buch beschriebenen Übungen arbeiten darauf hin: vor allem das Kreisen der Arme, die Übungen für die obere Rückenpartie, die Brustdehnung und die verschiedenen Dehnungen der Wirbelsäule. Das folgende Kapitel enthält Anweisungen für Bewegungs- und Atemzyklen, die im Stehen ausgeführt werden und ganz besonders hilfreich sind bei der Entwicklung besserer Atemgewohnheiten.

Man muß schon sagen, daß der Alltag im Büro einer besseren Atmung nur wenig förderlich ist. Man sitzt in einem Raum ohne frische Luft; man hat sehr wenig Bewegungsmöglichkeiten, die den Sauerstoffbedarf des Körpers erhöhen und die Lungen und alle zur

Atmung notwendigen Muskeln in Gang bringen würden. Eine schlechte Sitzhaltung verschlimmert die Sache obendrein: Wenn die Wirbelsäule sich krümmt, die Brust einfällt und der Bauch gequetscht wird, kann man einfach nicht richtig atmen!

Wichtig ist also, wie immer, die richtige Sitzhaltung. Schließlich atmen Sie ja fortwährend und müssen daher für diese lebenswichtige Tätigkeit geeignete Voraussetzungen schaffen. Sitzen bedeutet eine aufrechte, entspannte Haltung: eine gerade, gedehnte Wirbelsäule und eine weite Brust, die dem Brustkorb Raum und Bewegungsfreiheit verschaffen und den Lungen Ausdehnung ermöglichen. Die richtige Sitzhaltung wurde in Kapitel 1 erläutert. Mit der richtigen Sitzhaltung ermöglichen Sie sich, immer richtig zu atmen.

Wenn Sie die in diesem Buch beschriebenen Übungen ausführen, werden Sie hoffentlich auch die Anweisungen für die Atmung beachten und versuchen, Bewegungen und Atmung gleichzeitig und harmonisch zu koordinieren.

Diese Koordination von Bewegung und Atmung ist der Kernpunkt für Yoga. Darin unterscheidet sich Yoga wesentlich von anderen Bewegungssystemen und entscheidend von bloßem Körpertraining.

Yoga ist ein Wort aus dem Sanskrit und bedeutet »Einheit«. Das kann auf verschiedene Art und Weise erklärt werden, aber zunächst einmal ist Yoga die Vereinigung – die Koordination – von Körper, Geist und Atmung. Yoga zielt darauf ab, dem Menschen zu Gleichgewicht, Harmonie und Integration zu verhelfen. Die Koordination von Bewegung und Atmung sowie bewußtes Atmen sind für diesen Prozeß von zentraler Bedeutung. Sie sind der eigentliche Schlüssel für alle Yoga-Übungen.

Der Atem ist das lebensnotwendige Verbindungsglied zwischen Körper und Geist. Wir praktizieren bewußtes Atmen und Atemkoordination mit dem Ziel, Körper und Geist in Harmonie zu bringen. Wenn wir die Atmung beobachten und ihr folgen, nutzen wir Energie in einer Weise, die sie eher konserviert als verschwendet, eher kanalisiert als vergeudet. Mit dem bewußten Atmen entwickeln wir die Fähigkeit, auf einen Punkt zuzusteuern, uns zu konzentrieren – nämlich den Geisteszustand zu erlangen, der nicht nur am Anfang aller Meditationsübungen steht, sondern der ebenso notwendig ist, wenn wir unsere Funktion als Menschen ausüben wollen, wenn wir uns unserer Verantwortung stellen und unsere Fähigkeiten nutzen wollen.

In einem Yoga-Kurs verbringt man sicher eine Stunde oder länger damit, eine aufeinander abgestimmte Folge von Bewegungen und Stellungen auszuführen, die mit der Atmung koordiniert werden. Eine Sitzung fängt in der Regel an und hört immer auf mit einer kurzen Entspannungsphase. Die Praxis der bewußten Atmung, die während der ganzen Sitzung beibehalten wird, beruhigt, festigt und konzentriert den Geist, so daß durch die Verbindung von Stellungen und Atmung das Bewußtsein vertieft wird. Mit Hilfe dieser Praxis wird man in die Lage versetzt, die Aufmerksamkeit nach innen zu richten, so daß man dem inneren Sein gegenüber empfänglicher wird. Das kann in der abschließenden Entspannungsphase zu einem Gefühl des inneren Friedens, der Erfrischung und Ruhe führen, in dem man eins ist mit sich selbst. Mit der Zeit wird dieses Gefühl der Einheit und Ganzheit zu einem beständigen Faktor der eigenen Erfahrung werden. Es kann sich sogar noch ausweiten zu einem entsprechenden Gefühl der Einheit mit allen Lebewesen und mit der Schöpfung.

Die konzentrierte Atmosphäre in einem Kurs oder der Frieden und die Ruhe zu Hause sind natürlich förderlicher als der Arbeitsplatz, wenn es darum geht, diesen Zustand der Harmonie zu erlangen. Aber das Prinzip ist dasselbe, ob man zwei Stunden oder zwei Minuten übt.

Wenn Sie regelmäßig trainieren, werden Sie feststellen, daß Sie auch während der Arbeitszeit immer besser in der Lage sind, die Probleme, die vor Ihnen auf dem Tisch liegen, für ein paar Minuten fallenzulassen, sich nach innen zu wenden und sich nur auf den Augenblick zu konzentrieren. Sie werden außerdem nach einiger Zeit feststellen, daß die Übungen Ihnen so viel Freude machen und Nutzen bringen, daß Sie mehr Zeit dafür einsetzen wollen. Dann werden Sie beginnen, sie auch zu Hause auszuführen. Geschieht das, wird das Training Früchte tragen, die Sie nicht erwartet hätten; und was mit der speziellen Hoffnung begann, ganz bestimmte Verspannungen zu lösen, wird zu einem festen und lebensnotwendigen Bestandteil Ihres Lebens, das damit genährt und verändert wird.

Und was ist der Atem des Lebens?
Es ist das reine Bewußtsein.
Und was ist reines Bewußtsein?
Es ist der Lebenshauch.
Kaushitaki Upanishad

Kapitel 6

Übungen im Stehen

Die in diesem Kapitel beschriebenen Übungen und Zyklen zielen darauf ab, durch Verbesserung von Tonus und Kraft der Interkostalmuskeln eine tiefere, langsamere und rhythmischere Atmung zu fördern. Anders als die Übungen der vorigen Kapitel, die man alle auf dem Stuhl sitzend – sozusagen bei der Arbeit – ausführen kann, müssen diese Übungen im Stehen gemacht werden.
Natürlich sind Übungen im Stehen nicht ganz so unauffällig wie Sitzübungen. Ich hoffe, Sie können wenigstens einige im Büro ausführen, aber wenn die Umstände es nicht erlauben, können Sie sie vielleicht zu Hause anwenden.
Überlegen Sie: Gibt es in Ihrem Bürogebäude einen Platz, an dem Sie für ein paar Minuten allein sein können, wie zum Beispiel ein Ruheraum, ein unbenutztes Besprechungszimmer oder auch einen Waschraum? Wenn ja, können Sie sich ab und zu dorthin zurückziehen. Wenn nicht, gibt es wenigstens »ruhige Phasen«, wenn alle anderen in einer Besprechung oder beim Essen sind?
Vorausgesetzt, Sie finden einen geeigneten Raum oder ein paar ruhige Minuten, dann können Sie die in diesem Kapitel beschriebenen Bewegungen und Zyklen ausführen. Sie werden wieder wach und fit, wenn Ihre Kräfte nachgelassen haben, oder Sie kommen innerlich zur Ruhe und können sich wieder konzentrieren, wenn Sie ein wenig hektisch waren. Alle diese Übungen werden Ihnen helfen, Ihre Energien auszugleichen.
Alle Übungen und Zyklen beginnen mit der aufrechten Grundposition im Stehen. Sie werden eine Zeitlang üben müssen, bis Sie die richtige Stehhaltung gelernt haben, und ich schlage vor, daß Sie dies zu Hause tun. Dann werden Sie die Grundhaltung für die klei-

nen Übungen während der Arbeitszeit relativ schnell einnehmen können.
Die korrekte Haltung des Beckens ist der Schlüssel zum richtigen Stehen, so wie es auch bei der Sitzhaltung der Fall ist. Wie beim Sitzen muß das Becken auch im Stehen gerade gehalten werden, so daß die Wirbelsäule sich daraus aufrichten kann. Aber während beim Sitzen das Problem darin liegt, daß das Becken in der Regel nach hinten kippt und die Wirbelsäule sich krümmt, besteht es im Stehen darin, daß das Becken eher nach vorn kippt. Dadurch entsteht ein übertriebenes Hohlkreuz, das die Wirbel belastet und die Wirbelsäule daran hindert, sich zu dehnen.
Der ständige Druck auf die Wirbel, den die nach unten ziehende Schwerkraft noch intensiviert, preßt und verflacht die Polsterung – die zwischen den Wirbeln liegenden Bandscheiben. Das Problem wird verstärkt durch mangelnde Bewegung sowie durch den Alterungsprozeß, der einen eigenen Verschleiß mit sich bringt, obwohl dieser durch korrekte Haltung und Körpertraining beträchtlich verlangsamt werden kann. Schließlich ist es dann so weit, daß eine relativ normale, harmlose Tätigkeit – wie Gartenarbeit oder das Herunterbeugen zum Backofen, um eine Schüssel herauszuholen – jenen extremen Schmerz verursacht, der mit einer sogenannten verrutschten (genauer gesagt: vorgefallenen) Bandscheibe verbunden ist. Er scheint aus heiterem Himmel zu kommen, ist aber in der Regel die Folge von dauernder Überanstrengung und Belastung.
Sie sehen, wie wichtig es ist, das Becken richtig zu halten. Es ist das Gleichgewichtszentrum des Körpers, mit dem alle anderen Körperteile verbunden sind. Es stützt die Wirbelsäule und den gesamten Oberkörper, kann dies aber nicht, wenn es nicht gerade gehalten wird. Die Beine wiederum tragen das Becken, können dies aber ebensowenig tun, wenn es sich nicht in der richtigen Lage befindet. Die richtige Position des Beckens lernen Sie mit Hilfe der folgenden, ausgezeichneten Übung.

Die Neigung des Beckens

Sie stehen und haben die Füße in Hüftbreite parallel zueinander gestellt.

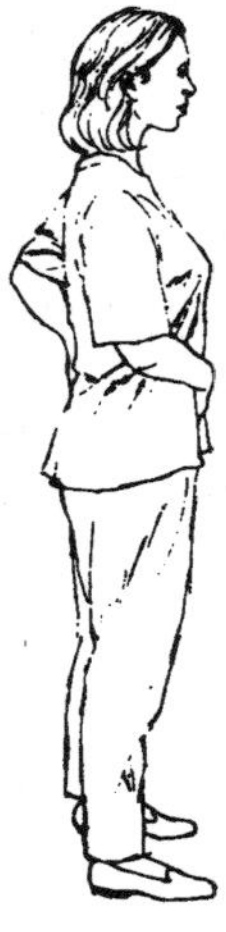

Legen Sie die rechte Hand direkt unter die Taille auf den Bauch. Die Fingerspitzen zeigen nach unten auf das Schambein. Die linke Hand legen Sie auf den Rücken, wobei die Fingerspitzen nach unten auf das Steißbein zeigen.

Während Sie *ausatmen*, spannen Sie das Gesäß an und ziehen es nach unten und innen. Dabei wird zugleich das Becken unter dem Rumpf eingezogen. Mit den Händen spüren Sie, wie das Schambein nach oben kippt und wie sich das Becken hinten nach unten unter den Oberkörper schiebt. Spüren Sie, wie sich die unteren Bauchmuskeln zusammenziehen, so daß sich die Vorderseite des Körpers in die Länge dehnen kann. Das ist die richtige Haltung für Ihr Becken.

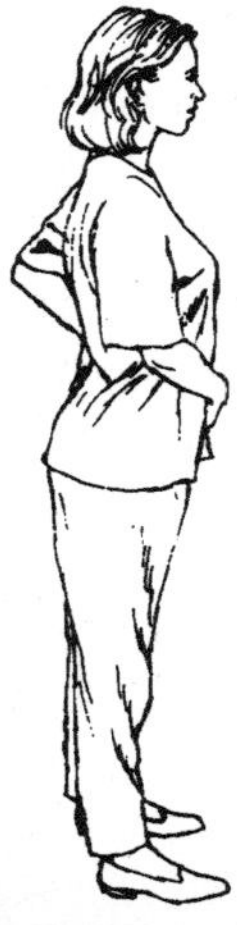

Während Sie *einatmen*, lassen Sie das Becken leicht in die andere Richtung kippen und biegen dabei den Rücken ein wenig durch. Achten Sie auf das stärker werdende Hohlkreuz, wenn das Becken nach vorn kippt.

Wiederholen Sie diese Bewegung langsam ein paarmal, so daß Sie den Unterschied zwischen den beiden Haltungen spüren.

Jetzt versuchen Sie es auf eine andere Weise. Legen Sie die Hände auf die Hüftknochen und vollziehen Sie dieselben Bewegungen. Spüren Sie, wie sich die Hüftknochen am oberen Ende des Beckens nach vorn und nach hinten bewegen.

Üben Sie dies ein paarmal, und machen Sie sich bewußt, was geschieht. Sie lernen, die richtige, gerade Haltung des Beckens zu spüren. Wenn Sie es sich wie so viele andere Menschen angewöhnt haben, ein Hohlkreuz zu bilden, wird die richtige Haltung zunächst fremd anmuten. Aber fahren Sie fort: Ob die Wirbelsäule ein Leben lang gesund bleibt, hängt davon ab, ob man richtig stehen lernt.

Hinweis: Obwohl das Hohlkreuz sehr weit verbreitet ist, hat es nicht jeder. Hin und wieder taucht das Gegenteil auf, dann muß das Becken in die andere Richtung gekippt werden.

Die richtige Beckenhaltung hat noch einen weiteren Vorteil. In gerader Stellung führt es genau das aus, wozu es bestimmt ist, nämlich die Bauchorgane an Ort und Stelle zu halten. Stellen Sie sich Ihr Becken als eine flache, breite Schüssel vor, die eine große Portion Spaghetti enthält. Wenn Sie das Kreuz durchbiegen und das Becken vornüberkippen lassen, läuft der Inhalt über den Rand! Diese falsche Haltung stört den Verdauungs- und Entgiftungsmechanismus und schadet den Fortpflanzungsorganen der Frau.

Stehen

Wenn Sie einmal das richtige Gefühl dafür haben, wann das Becken gerade steht, werden Sie eine völlig neue Dimension des Stehens entdecken – das, wenn es auch noch so einfach zu sein scheint, eigentlich ein sehr komplizierter und komplexer Bewegungsablauf ist.

Sie stehen und haben die Füße in Hüftbreite parallel zueinander gestellt, so daß sie direkt unter den Hüften stehen.

Sie heben die Schultern und ziehen sie zuerst zurück, dann nach unten. Die Arme hängen locker an den Seiten herab.

Die Atmung ist normal.

Achten Sie darauf, daß die Zunge nicht unter dem Gaumen klebt, sondern gelöst hinter der unteren Zahnreihe liegt, so daß Kiefer und Hals entspannt sind.

Entspannen Sie den Blick; starren Sie nicht. Fahren Sie fort, gleichmäßig zu atmen. Wenn Sie merken, daß Sie den Atem anhalten, atmen Sie leicht aus und fahren dann fort, normal zu atmen.

Nun spannen Sie das Gesäß an und ziehen das Becken unter sich ein – als ob Sie einen Schwanz hätten, den Sie mit einer kleinen Einzieh-Bewegung zwischen die Beine ziehen. Damit wird das Becken in eine gerade Lage geschoben, Beine und Oberschenkel können es ungehindert erreichen, und die Wirbelsäule kann sich daraus emporstrecken.

Wenn Sie diese Einzieh-Bewegung ausführen, spüren Sie, wie der

Bauch flacher wird und sich streckt, da die unteren Bauchmuskeln zu arbeiten beginnen, die die Bauchorgane halten und stützen. Sie spüren, wie diese Bauchmuskeln mit den Muskeln in Gesäß und Kreuz zusammenwirken, um den Rumpf abzustützen.

Konzentrieren Sie sich auf die Fußsohlen. Das Gewicht sollte gleichmäßig darauf verteilt sein; nehmen Sie sich Zeit für jede notwendige Korrektur. Pressen Sie die Fußballen auf den Boden, und spüren Sie, wie sich der Rist hebt.

Nun fangen Sie an, die Muskeln an den Innenseiten der Beine leicht anzuspannen. Ziehen Sie die Kniescheiben ein wenig hoch, indem Sie dazu die Muskeln an der Vorderseite der Oberschenkel einsetzen. Schieben Sie die Knie nicht mit Macht zurück, und verkrampfen Sie sie nicht: Die Kniekehlen sollten entspannt sein. Spüren Sie, wie Oberschenkel und Gesäß das Becken stützen. Spüren Sie, wie gerade das Becken steht.

Jetzt richten Sie sich aus dem Becken heraus auf, dehnen die Wirbelsäule nach oben und halten die Schultern unten. (Schultern, Arme und Hände sind hierbei auf keinen Fall beteiligt, also versuchen Sie nicht, sich damit hochzuziehen.)

Spüren Sie, wie Sie zwischen Hüften und Brustkorb Platz schaffen, wie sich zugleich die Vorderseite des Körpers streckt: vom Schambein bis zur Spitze des Brustbeins.

Die Schädeldecke weist nach oben, das Kinn ist nicht angehoben, die Kiefer sind entspannt. Spüren Sie, wie der Hals länger wird und wie zwischen Ohren und Schultern Platz geschaffen wird. Stellen Sie sich vor, daß Sie von einem unsichtbaren Faden, der an der Schädeldecke befestigt ist, nach oben zur Decke hin gezogen werden.

Das Kinn sollte gerade stehen, weder herausragen noch eingezogen sein. Prüfen Sie das, und drehen Sie den Kopf langsam ein paarmal von einer Seite zur anderen, um sicherzugehen, daß der Hals frei ist und daß Sie weder ihn noch den Kiefer angespannt haben.

Schließen Sie die Augen, und atmen Sie gleichmäßig. Beobachten Sie sich, und werden Sie sich des ganzen Körpers bewußt: hoch aufgerichtet, gedehnt, ausgeglichen und gerade.

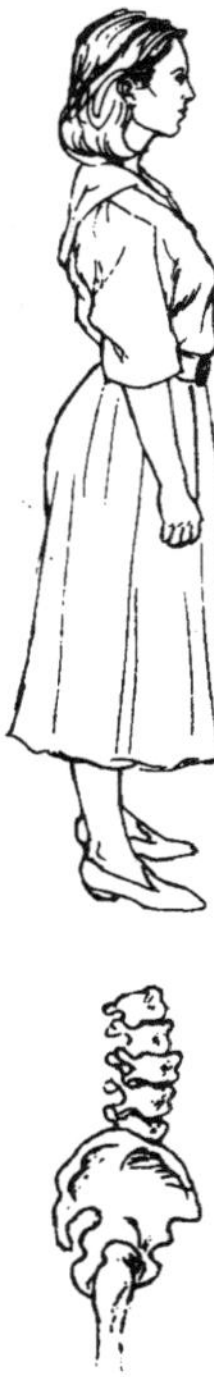

Falsche Standhaltung:
Hohlkreuz,
Becken kippt nach vorn.

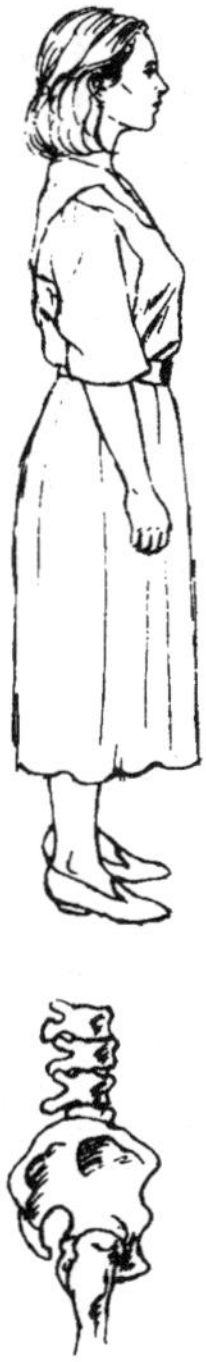

Richtige Standhaltung:
Becken gerade,
Wirbelsäule gestreckt.

Alle klassischen Yoga-Stellungen haben Namen aus dem Sanskrit. Der Name für diese Stellung ist *Tadasana*. Es bedeutet »Bergstellung«, und wenn Sie sie ausführen, können Sie an einen Berg und seine Eigenschaften denken: seine Kraft, seine Stabilität, seine aufrechte Gestalt, seine Schönheit und Größe. Sie können auch daran denken, wie der Berg, obgleich er im Boden fest verwurzelt ist, nach oben strebt. Benutzen Sie dies als Vorstellung oder Metapher für Ihr Leben und für das, was Sie erreichen wollen.

Tadasana ist eine der wichtigsten Yoga-Stellungen. Zum einen in sich selbst, zum anderen weil sie die Ausgangsposition für alle anderen Bewegungen und Stellungen im Stehen ist. Sie ist auch eine der leichtesten Übungen, weil man immer Zeit und Raum für sie findet. Man kann sie ausführen, während man auf den Bus oder die Bahn wartet, in der Schlange an der Supermarkt-Kasse oder am Fotokopier-Gerät.

Achten Sie darauf, wie Sie stehen, wenn Sie im Alltag eine stehende Tätigkeit ausüben. Wenn Sie mit jemandem reden, stellen Sie sich richtig hin, aufrecht und groß. Verlegen Sie Ihr Gewicht nicht ständig von einem Fuß auf den anderen, und belasten Sie nicht nur eine Hüfte, denn dadurch verliert die Wirbelsäule ihre gerade Haltung; verteilen Sie Ihr Gewicht gleichmäßig. Die Haltung im Stehen hat einen mächtigen Einfluß auf die Persönlichkeit und den seelischen Zustand, darauf, wie Sie sich anderen gegenüber verhalten, wie Sie auf andere reagieren und wie die anderen auf Sie reagieren.

Die Vollatmung

Sie stehen im Gleichgewicht, die Füße hüftbreit auseinander, das Becken gerade, Bauch und Gesäß fest. Beim leichten *Ausatmen* leeren Sie die Lungen.

Drehen Sie die Arme aus den Schultergelenken heraus auswärts. Die Handflächen weisen nach außen, und die Brust weitet sich.

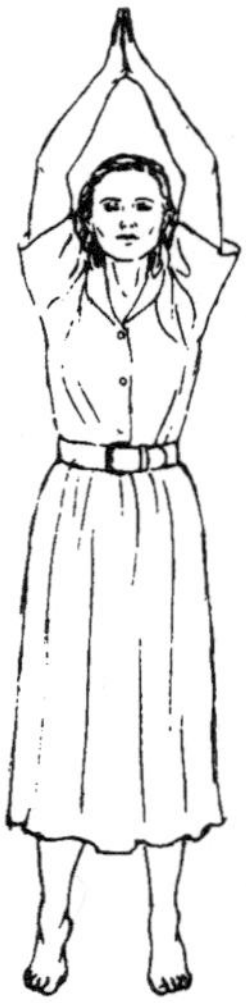

Während Sie *einatmen*, heben Sie die Arme zu beiden Seiten hoch und stellen sich gleichzeitig auf die Fußballen. Führen Sie die Handflächen über dem Kopf mit gestreckten Armen zusammen.

Drehen Sie die Hände so, daß die Handrücken sich berühren und die Handflächen nach unten weisen.

Beim *Ausatmen* achten Sie darauf, daß die Fersen erst dann den Boden berühren, wenn die Arme wieder unten angekommen sind.

Koordinieren Sie Bewegung und Atmung. Achten Sie darauf, wie sich der Brustkorb beim Einatmen zu den Seiten hin und nach oben gegen die Achselhöhlen weitet und wie er beim Ausatmen in seine Ruhestellung zurücksinkt.

Atmen Sie auf diese Weise drei- bis fünfmal.

Die Vollatmung kann man auch ausführen, wenn die Arme nach vorn angehoben werden. Dabei arbeiten die Interkostalmuskeln anders, was sich wiederum unterschiedlich auswirkt.

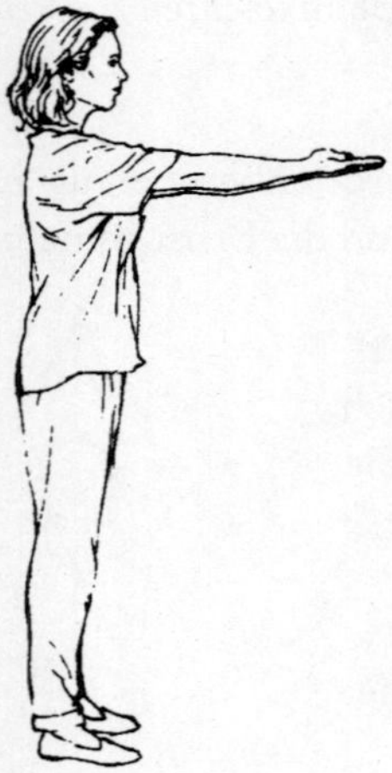

Beim *Einatmen* heben Sie die gestreckten Arme vor sich in die Höhe, bis die Fingerspitzen zur Decke weisen. Gleichzeitig stellen Sie sich auf die Fußballen.

Beim *Ausatmen* lassen Sie die Arme vor sich sinken und führen die Fersen wieder auf den Boden. Bewegung wird mit Atmung koordiniert.

Achten Sie darauf, daß Sie das Gesäß fest und das Becken eingezogen halten, damit kein Hohlkreuz entsteht.

Atmen Sie drei- bis fünfmal auf diese Weise.

Die Atmung »Durchbruch der Sonne«

Wer unter starkem Druck steht, neigt zu einer flachen Atmung (und vergißt manchmal sogar völlig zu atmen!). In solchen Situationen ist es hilfreich, bewußt auszuatmen mit dem Vorsatz, die Lungen vollständig zu entleeren.

Die Atmung »Durchbruch der Sonne« verbindet kräftiges Ausatmen mit einer Körperdehnung nach oben und hinten und verjagt auf hervorragende Weise Verspannungen.

Sie stehen aufrecht und gerade, die Füße hüftbreit auseinander. Spannen Sie das Gesäß an, und ziehen Sie das Becken unter sich.

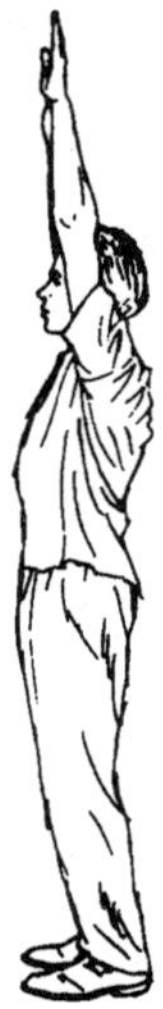

Beim *Einatmen* heben Sie die nach vorn gestreckten Arme in Parallelstellung hoch, bis die Fingerspitzen zur Decke weisen. Die Handflächen zeigen nach vorn. Strecken Sie sich, und dehnen Sie den gesamten Körper.

Atmen Sie mit einem hörbaren, kräftigen Seufzer (sagen Sie »AHHH!«) durch den Mund *aus*, während Sie die Arme weit öffnen und nach hinten strecken. Atmen Sie so lange durch den Mund aus, bis Sie das Gefühl haben, keine Luft mehr in den Lungen zu haben. Achten Sie darauf, daß Sie das Gesäß fest halten; es ist die wesentliche Stütze für das Kreuz.

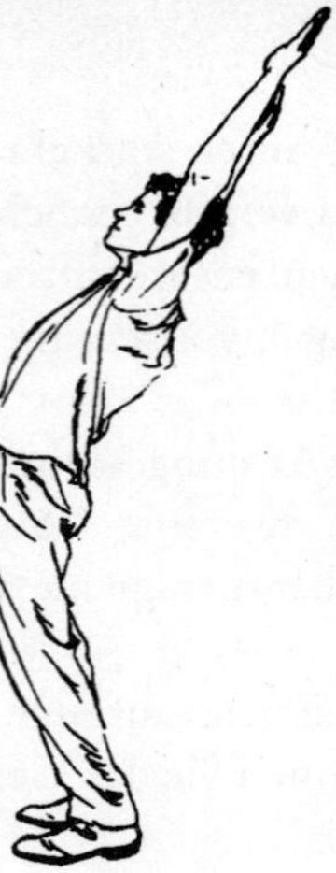

Die Ohren bleiben zwischen den Armen, der Hals wird also nicht eingezogen. Die gesamte Wirbelsäule sollte einen gleichmäßigen Bogen formen, vom Steißbein zum oberen Nackenteil. Im Kreuz sollte kein Druck spürbar sein.

Beim *Einatmen* richten Sie sich auf, wobei Sie sich wieder weit nach oben strecken.

Beim *Ausatmen* lassen Sie die Arme sinken.

Das ist die erste von drei bis fünf Runden, die Sie insgesamt ausführen können.

Die neun besänftigenden Atemzüge

Der nun folgende wunderbare Zyklus wird mit drei verschiedenen Armbewegungen ausgeführt: vier Kreisbewegungen, drei Dreieckbewegungen und zwei Parallelbewegungen, die alle mit vollen, tiefen, langsamen Atemzügen koordiniert werden. Er wirkt beruhigend auf das Nervensystem. Man fühlt sich danach ausgeglichen, ruht in sich und hat sich wieder unter Kontrolle. Diese Übungen sind zu empfehlen, wenn man vor einer Situation steht, vor der man Angst hat – eine wichtige Besprechung oder ein Interview zum Beispiel –, und auch wenn man sie hinter sich hat, um sich gegebenenfalls wieder zu beruhigen.

Hinweis: Sie sollten diese oder andere Atemübungen, die mehr als ein paar volle Atmungen beinhalten, abbrechen, wenn Sie Benommenheit oder Schwindel spüren.

Sie stehen in der Ausgangsposition und führen ein paar leichte, normale Atemzüge durch, um sich vorzubereiten. Hilfreich ist es, wenn man dabei die Augen schließt. Versuchen Sie, für die wenigen Minuten, die Sie für die Übung brauchen, alles andere aus Ihren Gedanken zu verbannen, so daß Sie sich völlig in sie versenken können.

Beim leichten *Ausatmen* strecken Sie die Arme ein wenig von sich, wobei die Handrücken nach vorn zeigen.

Beim *Einatmen* kreuzen Sie die Arme vor dem Körper und heben sie dann (Zeichnung 1). (Stellen Sie sich vor, Sie versuchten einen engen Pullover über den Kopf zu ziehen! Dann werden Sie alle Muskeln des Rumpfes – vor allem die Interkostalmuskeln – einsetzen müssen.)

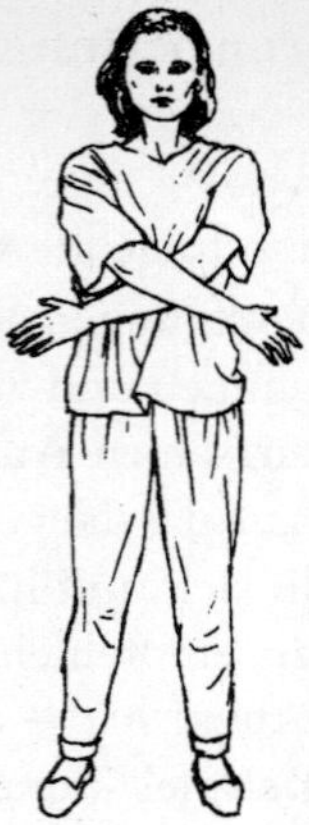
1

Wenn die gestreckten Arme über dem Kopf sind, drehen Sie die Handflächen so, daß sie zum Boden weisen.

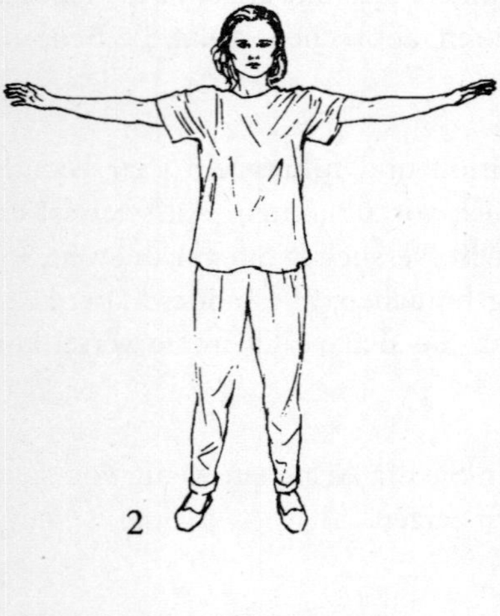
2

Beim *Ausatmen* lassen Sie die Arme an den Seiten herabsinken und führen sie wieder nach vorn (Zeichnung 2). Ohne in der fließenden Bewegung innezuhalten oder Ihren Rhythmus zu unterbrechen, kreuzen Sie die Arme erneut und beginnen die nächste Runde.

Atmen Sie auf diese Art und Weise noch dreimal, also insgesamt viermal.

Die Hände befinden sich wieder in der Ausgangsstellung ungefähr dreißig Zentimeter vom Körper entfernt. Die Handflächen weisen nach vorn.

Während Sie *einatmen*, heben Sie die Arme über den Kopf und führen die Handflächen zusammen (Zeichnung 3). Stellen Sie sich vor, Sie hätten in jeder Hand ein schweres Gewicht und würden die Arme gegen diesen Widerstand heben.

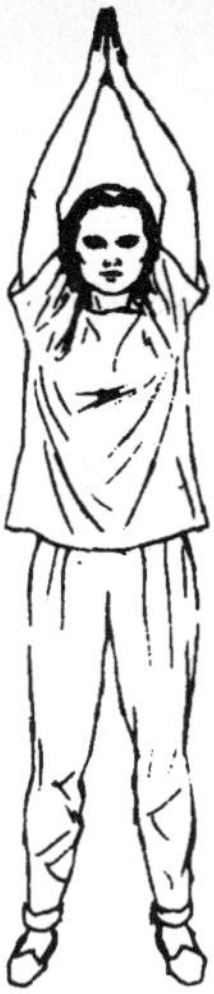
3

Legen Sie nun die Handrücken aneinander.

Beim *Ausatmen* lassen Sie die Arme an den Seiten sinken.

Atmen Sie auf diese Weise noch zweimal, insgesamt also dreimal.

Dann drehen Sie die Hände so, daß die Handflächen nach vorn zeigen.

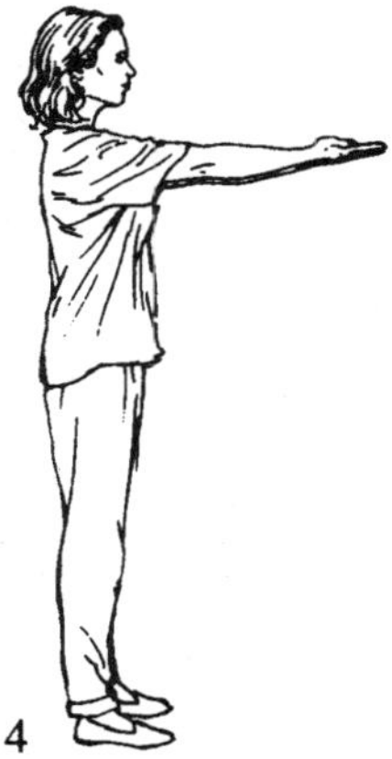
4

Beim *Einatmen* heben Sie die Arme und haben das Gefühl, als hätten Sie einen schweren Stein in jeder Hand. Die Arme bleiben parallel zueinander, und die Handflächen weisen nach oben, bis die Fingerspitzen zur Decke und die Handflächen nach hinten (Zeichnung 4) zeigen.

Wenden Sie die Handflächen nach vorn.

Während des Ausatmens lassen Sie die Arme vor sich sinken.

Atmen Sie noch einmal auf diese Art, insgesamt also zweimal.

Bleiben Sie eine Zeitlang ruhig stehen und beobachten Ihre Atmung. Sicher werden Sie feststellen, daß Sie langsamer und tiefer atmen als vorher. Sobald Sie bereit sind, öffnen Sie die Augen.

Atemfolge auf Zehenspitzen

Auf den nun folgenden Seiten zeige ich Ihnen einen weiteren einfachen Zyklus, der Konzentrationsfähigkeit und die volle Nutzung der Lungenkapazität fördert. Alle Bewegungen sollen mit der Atmung in einem gleichmäßigen, fließenden Rhythmus koordiniert werden.

Sie stehen aufrecht und gerade, die Füße in Hüftbreite auseinander und parallel. Das Becken ist gerade, Bauch und Gesäß fest. Atmen Sie ein paarmal normal durch. Sie ruhen in sich und sind konzentriert.

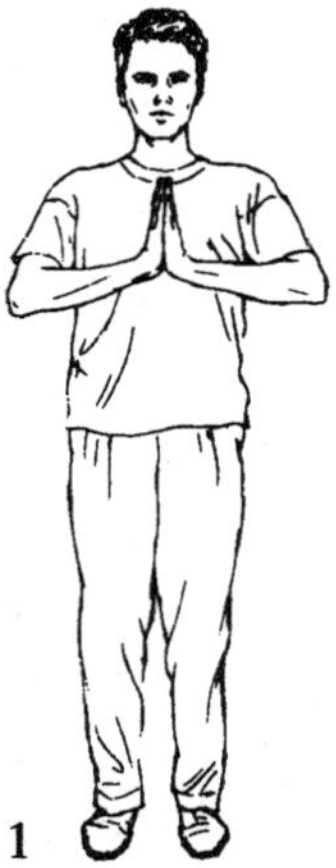

1

Legen Sie die Handflächen in der Mitte der Brust gegeneinander (Zeichnung 1). *Atmen* Sie leicht *aus*, und leeren Sie die Lungen.

Beim *Einatmen* führen Sie die Handflächen nach unten, bis die Arme gestreckt sind, wobei die Fingerspitzen zusammenbleiben (Zeichnung 2).

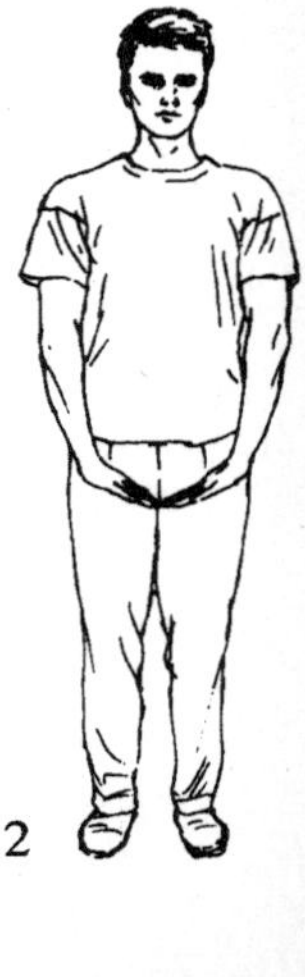

2

Beim *Ausatmen* drehen Sie die Arme aus dem Armgelenk heraus nach außen, bis die Handflächen nach vorn weisen. Die Schultern werden dabei ein wenig zurückgenommen (Zeichnung 3). Dies sollte eine anmutige, »offene« Bewegung sein: Spüren Sie, wie sich die Brust nach oben weitet, und atmen Sie entspannt und lange aus.

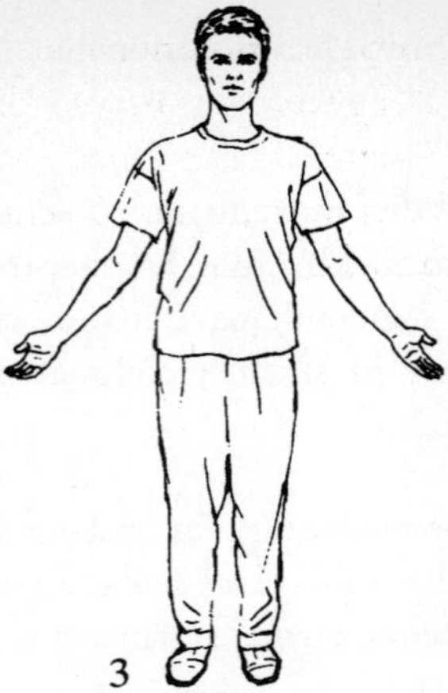

3

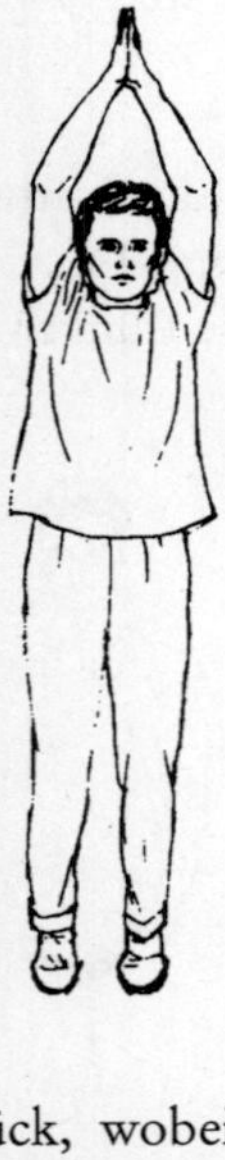

4

Beim *Einatmen* stellen Sie sich auf die Zehenspitzen und heben gleichzeitig die Arme zu beiden Seiten, um die Handflächen über dem Kopf zusammenzuführen. Strecken Sie sich hoch hinaus, von den Zehenspitzen zu den Fingerspitzen (Zeichnung 4).

Während des *Ausatmens* lassen Sie die Fersen wieder auf den Boden sinken und führen die Hände zur Brustmitte zurück, wobei die Handflächen immer noch zusammengepreßt bleiben (Zeichnung 1). Achten Sie darauf, daß die Fersen den Boden erreichen, wenn die Hände vor der Brust ankommen.

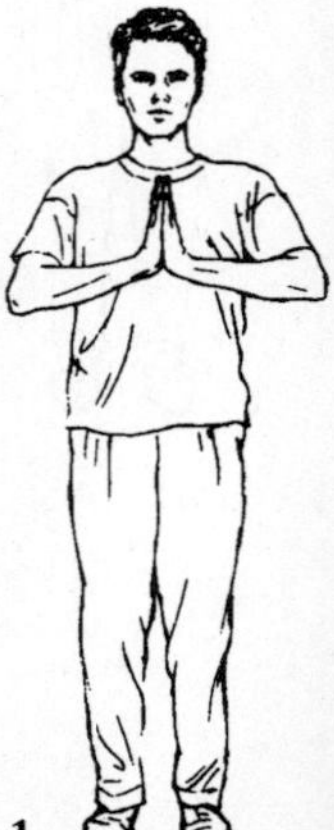

1

Während des *Einatmens* stellen Sie sich wieder auf die Zehenspitzen, führen die Arme mit aneinandergelegten Handflächen nach oben. Die Fingerspitzen weisen zur Decke. Strecken Sie sich! (Zeichnung 4)

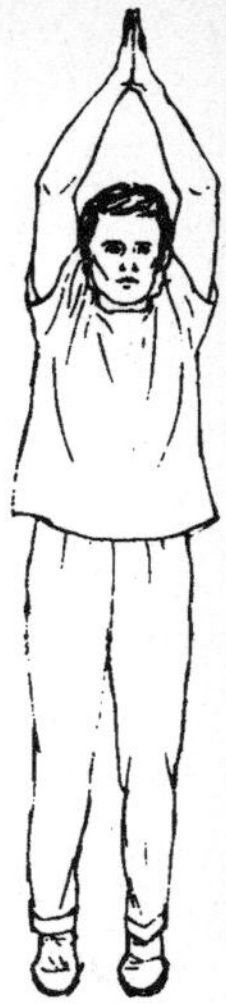

4

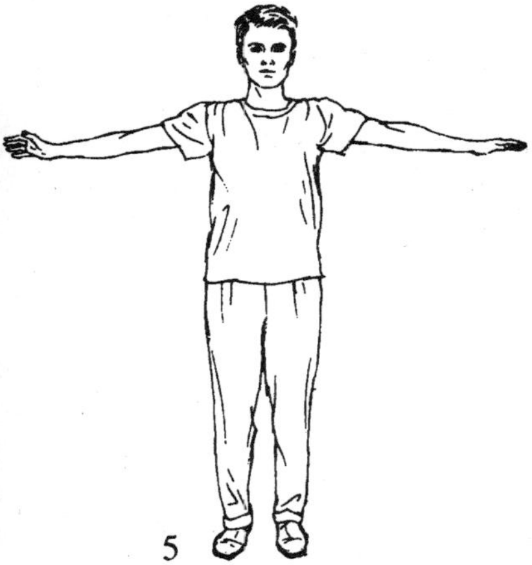

5

Legen Sie nun die Handrücken aneinander, so daß die Handflächen nach außen zeigen. Beim *Ausatmen* lassen Sie langsam die Fersen auf den Boden und die Arme an den Seiten herabsinken (Zeichnung 5). Führen Sie die Handflächen vor sich zusammen.

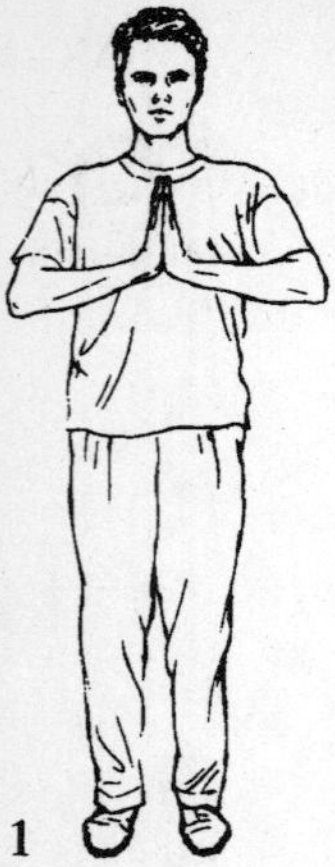

1

Beim *Einatmen* führen Sie die Hände zur Brustmitte zurück (Zeichnung 1). Sie stehen ganz ruhig, während Sie ausatmen.

Wiederholen Sie diesen Zyklus drei- bis fünfmal. Dann kehren Sie wieder in die Ausgangsstellung zurück, schließen die Augen und beobachten eine Zeitlang Ihre Atmung.

Dieser Zyklus wirkt nicht nur belebend auf die Atmung und beruhigend auf das Nervensystem, sondern ist auch ausgezeichnet dafür geeignet, das Gleichgewicht zu trainieren. Es wird Ihnen vielleicht zunächst Schwierigkeiten bereiten, die Bewegung der Füße zu steuern, vor allem das Herabsinken auf den Boden, aber mit ein wenig Übung wird es leichter fallen, da die Fußgelenke und Waden kräftiger werden. Wenn Sie daran denken, das Gesäß einzuziehen, werden die starken Gesäßmuskeln betätigt, die Ihnen dabei helfen, das Gleichgewicht zu halten, und die Sie vor einem Hohlkreuz bewahren.

Der Zyklus zur Brustdehnung

Dieser Zyklus widmet sich ausschließlich dem Muskeltonus und ist ein komplettes Training für den ganzen Körper. Die Wirbelsäule wird nach vorn und nach hinten gebeugt, Arme und Beine werden gestreckt. Alle Finger- und Handgelenke werden bewegt; und die Übung reicht tief hinein in das schreckliche Nest von Verspannungen zwischen den Schulterblättern. Vor allem aber wird der gesamte Atemapparat betätigt, wobei eine tiefere, vollere Atmung gefördert und jede Zelle mit viel frischem Sauerstoff versorgt wird.

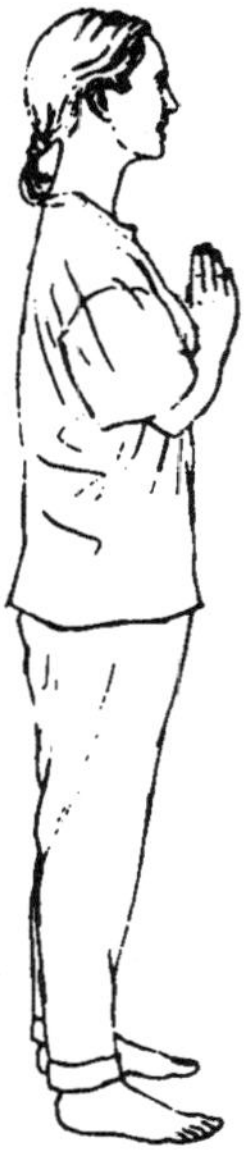

1

Sie stehen in Ausgangsposition, die Füße hüftbreit auseinander, das Becken gerade, Gesäß und Bauch fest. Sie legen die Handflächen vor der Brustmitte aneinander (Zeichnung 1).

Mit dem *Ausatmen* leeren Sie die Lungen.

Beim *Einatmen* schieben Sie die Handflächen in Schulterhöhe nach vorn von sich weg. Dann führen Sie sie mit einer Brustschwimm-Bewegung weit nach außen. Verschränken Sie die Finger in Höhe des Gesäßes hinter sich. Dehnen Sie die Wirbelsäule nach oben hin aus.

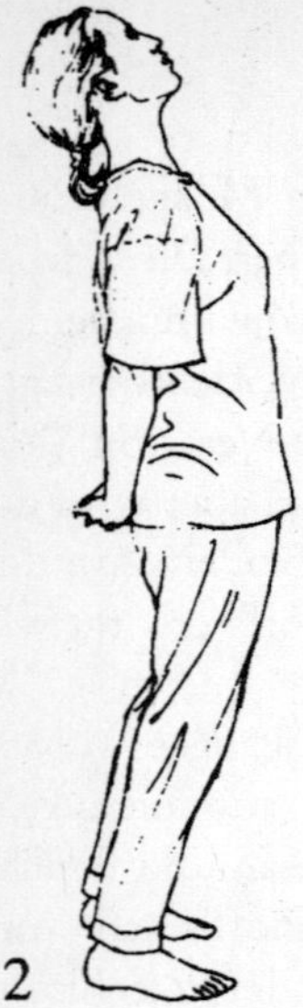

2

Pressen Sie die Gesäßbacken zusammen, um das Kreuz zu stützen. Während Sie *ausatmen*, beugen Sie sich allmählich in einer Dehnung nach hinten, wobei der Kopf in einer Linie mit dem Körper bleibt; schieben Sie das Kinn nicht heraus, und ziehen Sie es nicht ein (Zeichnung 2).

Während Sie *einatmen*, richten Sie sich langsam auf. In dieser aufrechten Stellung dehnen Sie die Wirbelsäule.

Beim *Ausatmen* beugen Sie die Knie und knicken in den Hüften nach vorn ab. Die Hände bleiben im Kreuz (Zeichnung 3).

Dehnen und strecken Sie die Wirbelsäule, und halten Sie Kopf, Hals und Wirbelsäule in einer Linie; die Schädeldecke zeigt nach vorn, der Blick ist auf den Boden gerichtet.

Halten Sie inne, wenn Ihr Oberkörper parallel zum Boden ist.

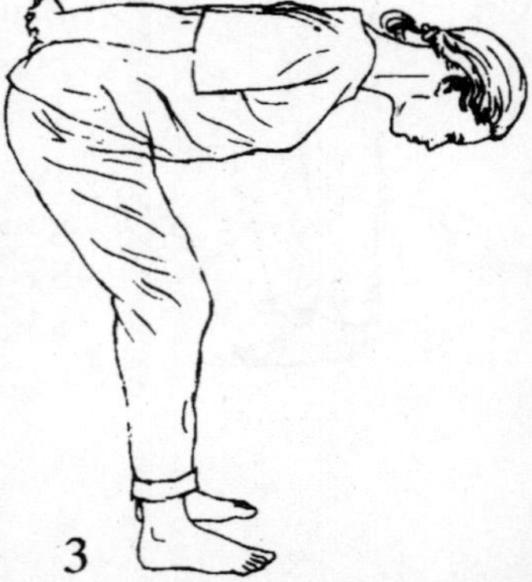

3

Während Sie *einatmen*, pressen Sie die Schulterblätter zusammen und heben die gestreckten Arme hinter sich hoch (Zeichnung 4).

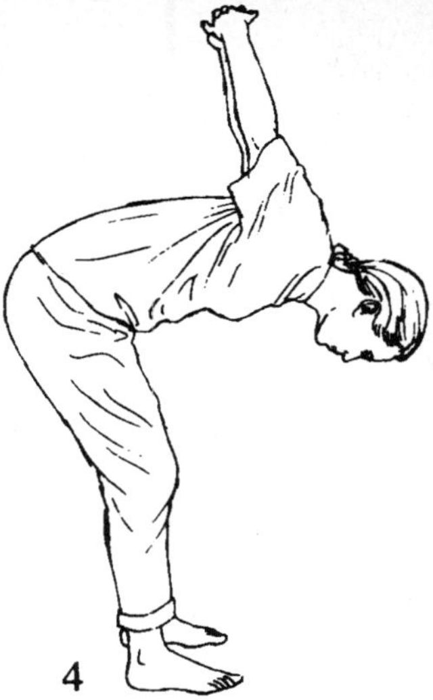

4

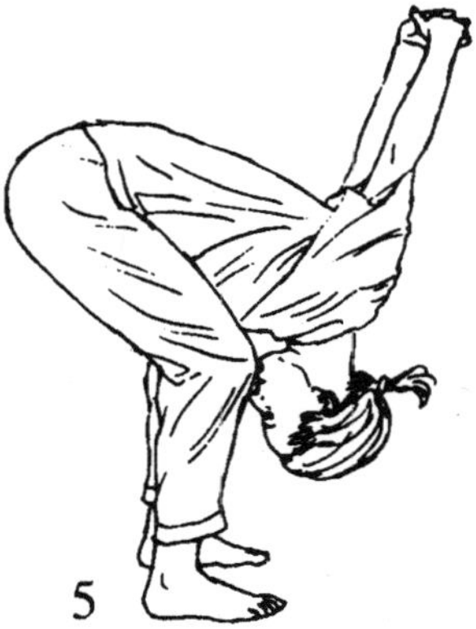

5

Beim *Ausatmen* schieben Sie sich weiter aus der Hüfte heraus nach vorn, wobei Sie die Wirbelsäule dehnen (Zeichnung 5). Heben Sie die Arme noch weiter, und drücken Sie die Hände so weit nach vorn, wie es Ihnen ohne Schwierigkeiten möglich ist. Spüren Sie das Ziehen zwischen den Schulterblättern: Die Verspannung dort wird gelöst.

Vorsicht:
Die nächste Stufe ist eine sehr starke Dehnung, die Sie auslassen sollten, wenn Sie Rückenprobleme haben.

Beim *Einatmen* strecken Sie ganz langsam die Beine (Zeichnung 6).

Gehen Sie dabei nur so weit, wie es Ihnen angenehm ist: Sie müssen die Beine nicht ganz durchstrecken. Spüren Sie die Dehnung, die sich von den Fersen bis hin zum Gesäß zieht.

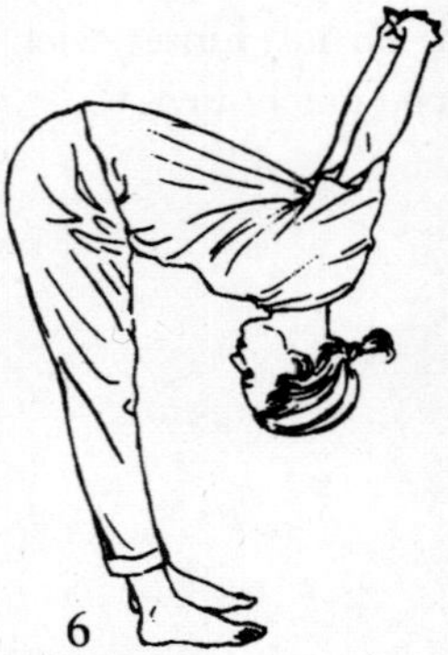

6

Während Sie *ausatmen*, halten Sie diese Stellung.

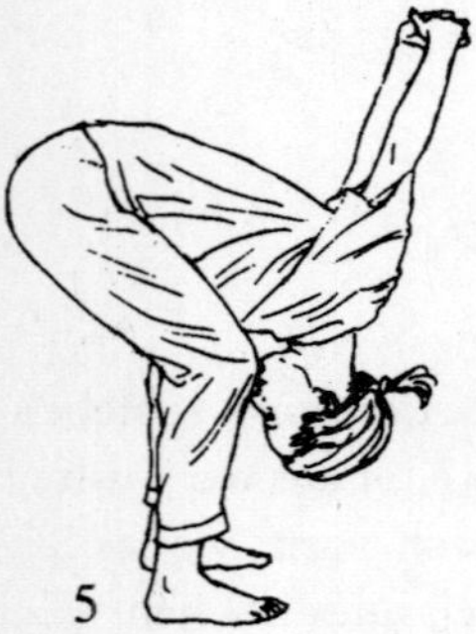

5

Beim *Einatmen* beugen Sie die Knie wieder (Zeichnung 5).

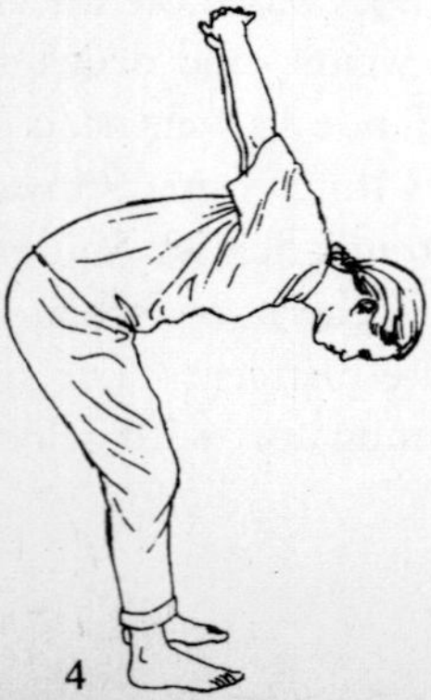

4

Wenn Sie nun *ausatmen*, kehren Sie langsam wieder in die Position zurück, bei der der Oberkörper parallel zum Boden ist, wobei die Knie gebeugt bleiben.

Die Arme sinken auf den Rücken zurück (Zeichnungen 4 und 3).

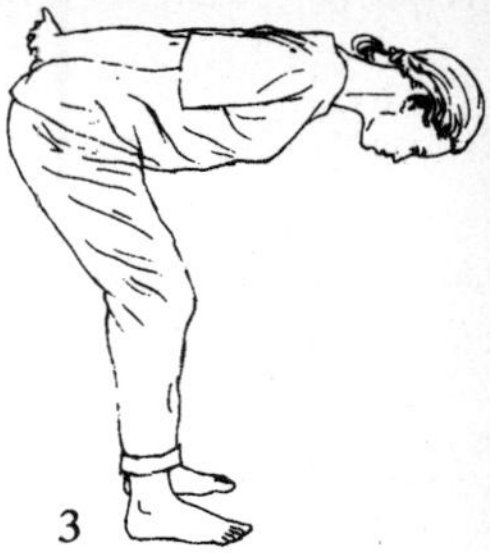

3

Während Sie *einatmen*, richten Sie sich wieder auf, strecken die Beine und halten Kopf, Hals und Wirbelsäule in einer geraden Linie.

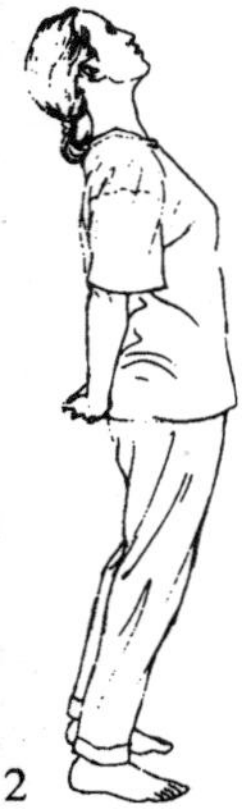

2

Beim *Ausatmen* spannen Sie das Gesäß an, während Sie sich langsam nach hinten beugen (Zeichnung 2).

Wenn Sie *einatmen*, richten Sie sich wieder auf.

Während Sie *ausatmen*, lösen Sie allmählich die Finger voneinander und schwingen die Hände nach vorn, um die Handflächen aneinanderzulegen.

Beim *Einatmen* führen Sie die Hände zurück zur Brustmitte (Zeichnung 1).

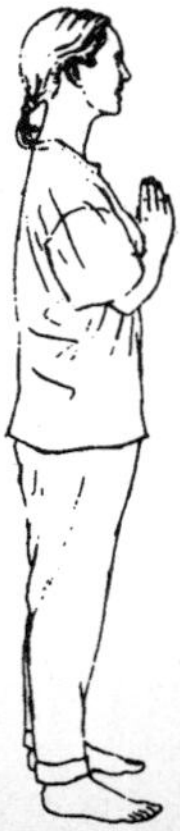

1

Beim *Ausatmen* bleiben Sie ruhig stehen.

Nach ein oder zwei normalen Atemzügen wiederholen Sie den Zyklus ein- oder zweimal –, wenn Sie wollen und Zeit haben auch öfter. Nach drei vollen Zyklen sollten Sie sich ausreichend erfrischt und belebt fühlen.

Entspanntes Vorwärtsbeugen im Stehen

Diese Bewegung ist wunderbar entspannend und ausgezeichnet dafür geeignet, Spannungen im ganzen Körper zu lösen, vor allem in der oberen Rückenpartie, den Schultern und dem Nacken, in Händen und Armen.

Sie stehen in der Ausgangsposition, die Füße in Hüftbreite auseinander und parallel, das Becken gerade, Bauch und Gesäß fest. Die Schultern hängen entspannt nach unten, die Arme locker an den Seiten.

Während Sie *ausatmen*, ziehen Sie das Kinn ein und beugen leicht die Knie. Die Schädeldecke neigt sich langsam nach unten (Zeichnung I).

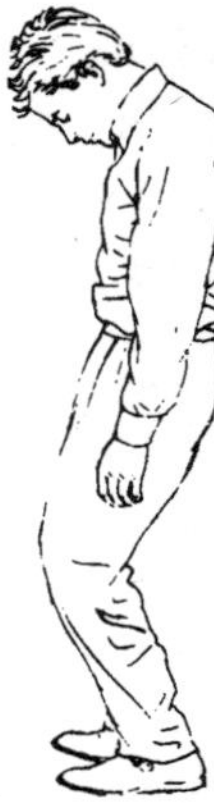

1

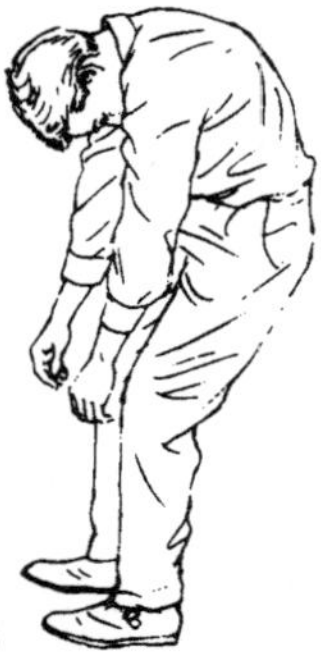

2

Der Körper folgt dieser Bewegung des Kopfes und rollt sich nach unten ein. Das Kinn bleibt eingezogen, so daß sich der Nacken dehnt. Hände und Arme bleiben gelöst hängen (Zeichnung 2).

Rollen Sie sich so weit ein, wie es für Sie angenehm ist, wobei Sie Hände, Arme, Schultern und Hals völlig entspannen. Spüren Sie, daß der gesamte Rumpf schwer und geschmeidig ist – wie der einer Stoffpuppe. Auch der Kopf ist ganz schwer und baumelt auf dem Hals wie eine reife Frucht, kurz bevor sie vom Zweig fällt (Zeichnung 3).

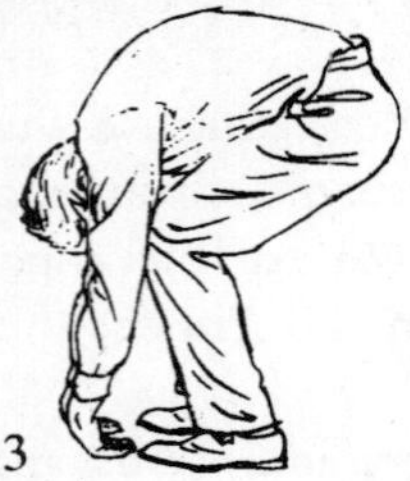

3

Beim *Einatmen* richten Sie sich wieder auf. Das Kinn bleibt eingezogen. Benutzen Sie ausschließlich die Rückenmuskulatur, und lassen Sie sich von ihr nach oben ziehen; spüren Sie, wie sie arbeitet, und spüren Sie die Dehnung quer über die obere und mittlere Rückenpartie. Stellen Sie sich vor, Sie würden etwas sehr Schweres aus ziemlich dickem Schlamm ziehen. Versuchen Sie, weder Arme noch Hände zu gebrauchen; lassen Sie sie einfach locker hängen und der Aufwärtsbewegung des Körpers folgen.

Sobald Sie sich aufgerichtet haben, beugen Sie die Ellbogen und führen die locker aufgerollten Hände vor die Brust (Zeichnung 4). Dann führen Sie die Arme allmählich nach oben über den Kopf. Heben Sie sie hoch, aber versteifen Sie sie nicht, während Sie die Fingerspitzen zur Decke hin führen. Die Handflächen sind einander zugewandt.

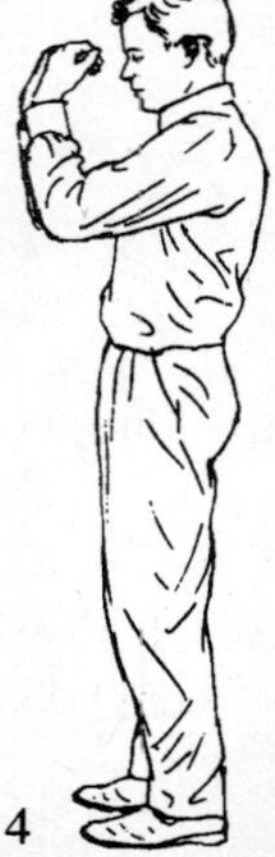

4

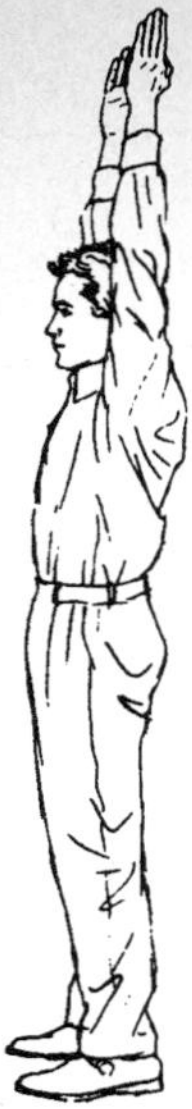
5

Dehnen Sie sich in Ihrer vollen Länge, und spüren Sie, wie Sie sich von den Fußsohlen bis zu den Fingerspitzen strecken – als wären Sie ein Gummiband, das an beiden Enden langgezogen und voll ausgedehnt wird (Zeichnung 5).

Während Sie *ausatmen*, rollen Sie die Hände locker vor dem Gesicht ein. Führen Sie die Ellbogen nah an die Brust, ziehen Sie das Kinn ein und rollen Sie sich langsam wieder nach unten ein (Zeichnung 4).

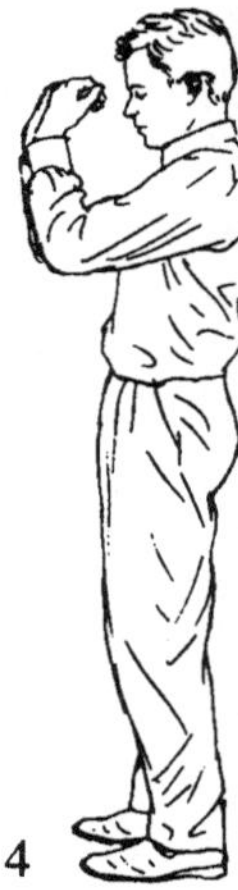
4

Wiederholen Sie diese Bewegungen, sooft Sie wollen. Rollen Sie sich beim Ausatmen ein, und strecken Sie sich beim Einatmen. Spüren Sie, wie Ihr Körper mit jedem Zyklus schwerer, schlaffer und entspannter wird.

Hinweis: Wenn Sie sich strecken, lassen Sie den Kopf nicht nach hinten fallen – schauen Sie nach vorn, so daß der Nacken und die übrige Wirbelsäule sich dehnen können. Und denken Sie daran, daß Sie das Gesäß anspannen und das Becken gerade halten, damit kein Hohlkreuz entsteht.

Diese Übung kann dynamischer gestaltet werden, wenn man die Bewegungen und die Atmung beschleunigt. Die Wirkung wird noch belebender und anregender sein. Man kann die Übung-auch langsamer ausführen und für jede Bewegung mehrere Atemzüge einsetzen. Dadurch wird die Übung noch entspannender.

Vorwärtsbeuge im Stehen

Für diese Übung werden Sie eine Wand benötigen, die Ihnen hilft, die Wirbelsäule zu strecken und zu dehnen. Sie löst in hervorragender Weise Knoten und Verkrampfungen im Rücken, vor allem in der oberen Rückenpartie.

Sie stehen in einer Entfernung von etwa einem Meter mit dem Gesicht zur Wand (der genaue Abstand hängt von der Länge des Oberkörpers und der Arme ab). Die Füße stehen in Hüftbreite parallel zueinander. Das Becken ist gerade, das Gesäß und der Bauch fest.

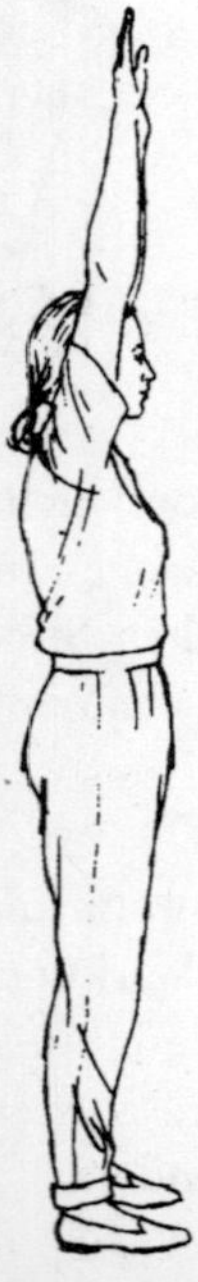

1

Beim *Einatmen* heben Sie die gestreckten Arme vorn hoch, bis die Fingerspitzen zur Decke zeigen (Zeichnung 1). Dehnen Sie die Wirbelsäule.

Beim *Ausatmen* beugen Sie die Knie und klappen aus der Hüfte heraus nach vorn, wobei Sie die Wirbelsäule dehnen. Der Rücken darf nicht rund werden dabei; halten Sie ihn lang und flach, so daß Sie sich aus dem unteren Bereich der Wirbelsäule heraus bis hinein in den Nacken strecken können. Achten Sie darauf, daß die Ohren zwischen den Armen liegen, und strecken Sie die Arme ebenfalls!

Legen Sie die Handflächen an die Wand (Zeichnung 2). An diesem Punkt sollten Sie, falls erforderlich, Ihre Position korrigieren. Die Füße sollten so weit von der Wand entfernt sein, daß der gesamte Oberkörper – von den Hüften zur Schädeldecke – eine Parallele zum Boden bildet.

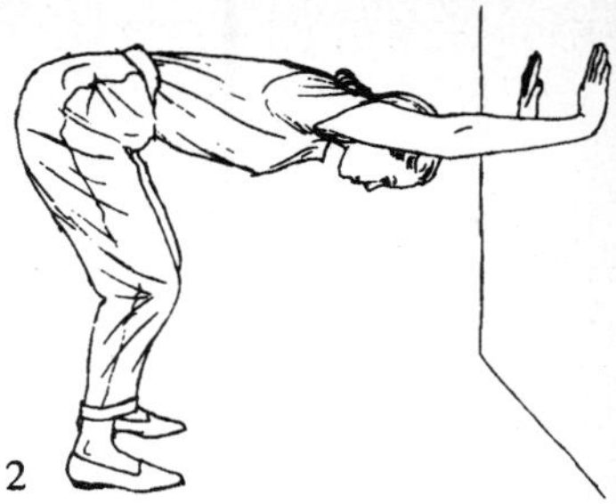
2

Bleiben Sie in dieser Position. Die Knie sind gebeugt und die Atmung normal. Drücken Sie leicht gegen die Wand, und dehnen Sie bei jedem Einatmen die obere Rückenpartie ein wenig mehr. Bei jedem Ausatmen können Sie ein wenig Spannung im Rücken lösen. Spüren Sie, daß die obere Rückenpartie zwischen den Schultern sich entspannt und löst. Brust und Brustkorb sind weit, der Atem kann ungehindert strömen.

Achten Sie darauf, daß Sie kein Hohlkreuz formen. Sie sollten spüren, daß Sie die gesamte Wirbelsäule strecken.

Achtung**:** *Lassen Sie die nächste Stufe aus, wenn Sie Rückenbeschwerden haben.*

Nachdem Sie ein paar Atemzüge auf diese Weise ausgeführt haben, strecken Sie langsam die Beine (Zeichnung 3) – aber nur so weit, wie es für Sie angenehm ist. Halten Sie das Becken eingezogen, so daß Sie kein Hohlkreuz formen. Spüren Sie, wie Sie sich vom unteren Ende der Wirbelsäule heraus bis in den Nacken hinein strecken.

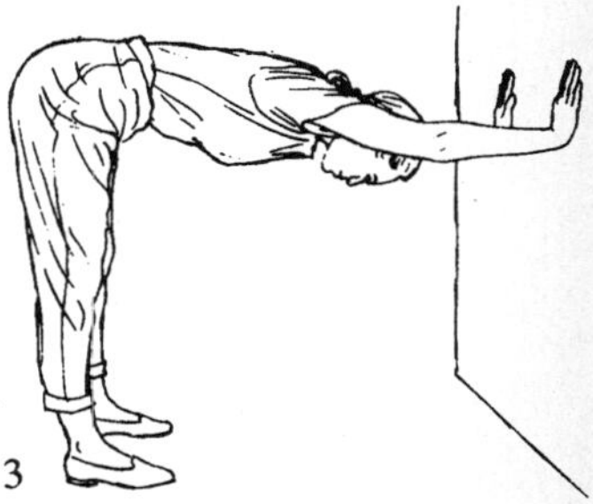
3

Nach ein paar Atemzügen beugen Sie die Knie und lösen den Druck der Hände gegen die Wand (Zeichnung 2). Die Arme bleiben jedoch gestreckt.

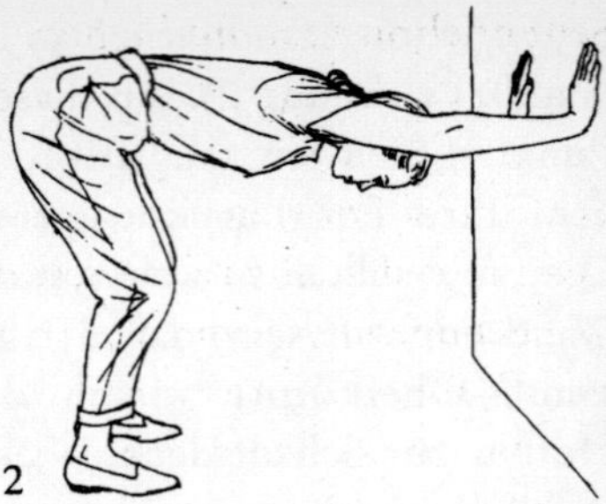

2

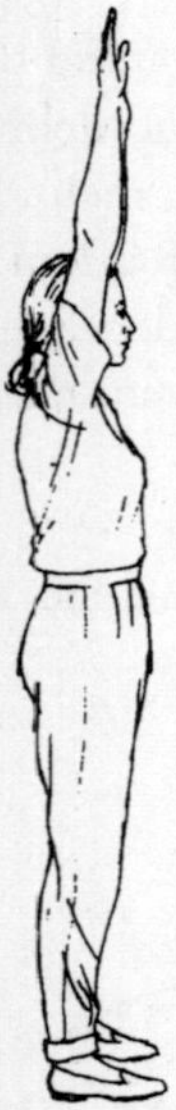

1

Beim *Einatmen* richten Sie sich wieder auf. Die Ohren bleiben zwischen den gestreckten Armen. Richten Sie sich hoch auf. Die Fingerspitzen zeigen zur Decke (Zeichnung 1). Halten Sie das Gesäß fest und das Becken eingezogen; lassen Sie kein Hohlkreuz zu.

Beim *Ausatmen* lassen Sie die Arme vor sich sinken.

Lassen Sie die Schultern leicht rückwärts kreisen, und schütteln Sie Arme und Hände aus.

Seitendehnungen im Stehen

Die Seitendehnungen schaffen Raum zwischen Becken und Brustkorb. Von den inneren Organen wird Druck genommen. Sie erhalten genügend Raum, um richtig funktionieren zu können. Der Brustkorb weitet sich, so daß man besser atmen kann. Der gesamte Körper erlebt eine herrliche Dehnwirkung, und es wird Ihnen insgesamt bessergehen.

Bei den Seitendehnungen sind folgende Punkte zu beachten:

- ❒ Das Becken muß in gerader Stellung, das Gesäß und die Bauchmuskulatur fest bleiben, so daß die Wirbelsäule gestützt wird und kein Hohlkreuz entsteht.
- ❒ Schultern und Hüften sollten ein Rechteck formen und ständig in einer Ebene bleiben. Fallen Schultern und Hüften nach vorn, bleibt die gewünschte Wirkung der Seitendehnung aus.
- ❒ Der Kopf sollte mit dem Körper eine Linie bilden: Sie sollten das Kinn nicht einziehen, den Nacken nicht anspannen oder auf andere Weise die gerade Linie der Wirbelsäule unterbrechen (natürlich ist der Nacken ein Teil der Wirbelsäule).

Vorbereitende Dehnung

Beginnen Sie mit einer einfachen Streckbewegung, bei der Sie ein wenig gestreckt und auf die stärkeren Dehnungen vorbereitet werden.

Sie stehen in Ausgangsposition, die Füße in Hüftbreite parallel zueinander, das Becken eingezogen, Bauch und Gesäß fest.

Beim *Einatmen* heben Sie die Arme zu beiden Seiten hoch und strecken sie über den Kopf, bis sie parallel zueinander stehen. Die Handflächen sind einander zugewandt. *Atmen* Sie *aus*.

Beim *Einatmen* dehnen Sie sich auf der rechten Körperseite und lassen die linke entspannt. Spüren Sie, wie Sie sich von der Außenkante des Fußes bis zu den Fingerspitzen strecken.

Beim *Ausatmen* lockern Sie die Dehnung.

Beim *Einatmen* strecken Sie sich auf der linken Seite und lassen die rechte entspannt.

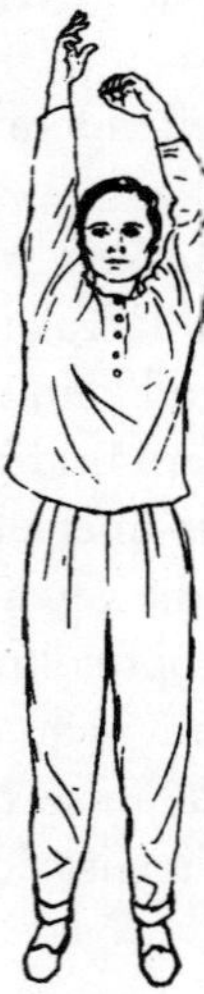

Beim *Ausatmen* lösen Sie die Dehnung.

Fahren Sie fort, auf diese Weise zu atmen und sich zu strecken. Verteilen Sie Ihr Gewicht gleichmäßig auf beide Füße, damit Sie auf der Seite, die nicht gedehnt wird, nicht einknicken. Sie sollten das Gefühl haben, daß beide Körperseiten verlängert werden.

Zum Abschluß strecken Sie beide Seiten zugleich in die Höhe. Halten Sie diese Position für ein paar Atemzüge, führen Sie dann die Arme beim Ausatmen seitlich herab.

Lassen Sie ein paarmal leicht die Schultern rückwärts kreisen.

Seitendehnungen

1

Sie stehen in Ausgangsposition, die Füße hüftbreit und parallel zueinander, das Becken gerade, Gesäß und Bauch fest. Ziehen Sie die Schultern nach unten, und lassen Sie die Arme gelöst an den Seiten hängen.

Beim *Ausatmen* dehnen Sie sich nach oben und strecken sich dann zur rechten Seite, wobei der gesamte Oberkörper eine gleichmäßige Rundung formt.

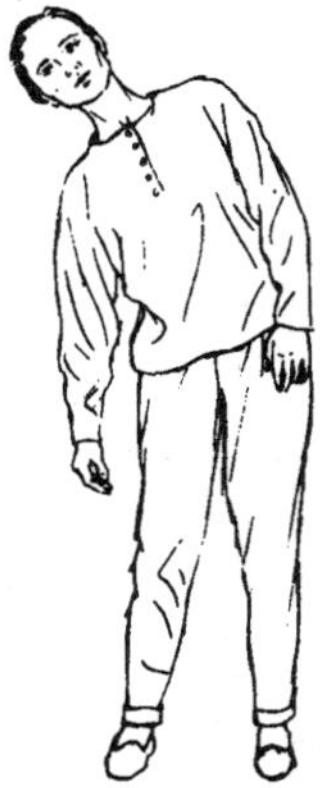

Beim *Einatmen* richten Sie sich langsam wieder auf und kommen in die Ausgangsposition. Das Gesäß bleibt fest und die Bauchmuskulatur eingezogen.

Halten Sie in der Ausgangsposition inne, und dehnen Sie sich nach oben.

Beim *Ausatmen* strecken Sie sich zur linken Seite.

Beim *Einatmen* kommen Sie langsam wieder in die Ausgangsposition.

Wiederholen Sie dies zweimal auf jeder Seite.

Halten Sie die Hüften gerade, und blicken Sie nach vorn; die linke Hüfte darf nicht herausstehen. Gehen Sie nur, so weit Sie können, ohne in der linken Hüfte einzuknicken: Es ist eine Dehnung, keine Beugung.

Arme und Schultern sind hierbei nicht beteiligt; die rechte Hand darf am rechten Oberschenkel entlang nach unten gleiten, die linke am linken Oberschenkel nach oben. Achten Sie darauf, daß die linke Schulter sich nicht nach oben schiebt; zwischen Schulter und Ohr sollte ein großer Zwischenraum liegen.

2

Sie stehen in Ausgangsposition, die Füße etwa einen halben Meter auseinander, das Becken gerade, Gesäß und Bauch fest.

Beim *Einatmen* heben Sie die Arme an den Seiten hoch und führen die Fingerspitzen über dem Kopf zusammen. Die Ellbogen sind gebeugt. Ziehen Sie die Schultern nach unten. Führen Sie die Ellbogen nach hinten.

Beim *Ausatmen* beugen Sie den Oberkörper langsam nach rechts. Stellen Sie sich vor, ein großer Ball oder ein Faß wäre in die rechte Taille geklemmt: Sie müssen darüber hinweg.

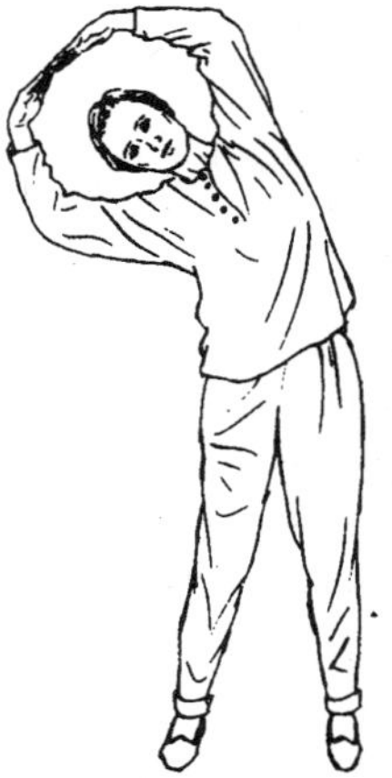

Halten Sie die linke Schulter und den Ellbogen gut zurück. Nach dem Ausatmen ziehen Sie die Muskeln im unteren Bauch ein wenig ein.

Beim *Einatmen* kehren Sie langsam in die Ausgangsposition zurück.

Halten Sie inne, und dehnen Sie sich in der Ausgangsposition nach oben.

Beim *Ausatmen* strecken Sie sich auf gleiche Weise nach links.

Während des *Einatmens* kehren Sie in die Ausgangsposition zurück.

Wiederholen Sie das zweimal auf jeder Seite.

3

Sie stehen in Ausgangsposition, die Füße hüftbreit auseinander, das Becken gerade, Bauch und Gesäß fest eingezogen.

Beim *Einatmen* heben Sie die Arme an den Seiten über den Kopf. Strecken Sie die Ellbogen, verschränken Sie die Finger, und drehen Sie die Handflächen so, daß sie zur Decke weisen. Recken Sie sich nach oben.

Beim *Ausatmen* strecken Sie sich nach rechts. Die Arme bleiben gestreckt, die linke Schulter gut zurückgezogen, Gesäß und Bauch fest. Stellen Sie sich wieder das Faß oder den Ball in der rechten Taille vor: Strecken Sie sich, und lehnen Sie sich geschmeidig darüber. Ziehen Sie die untere Bauchmuskulatur ein.

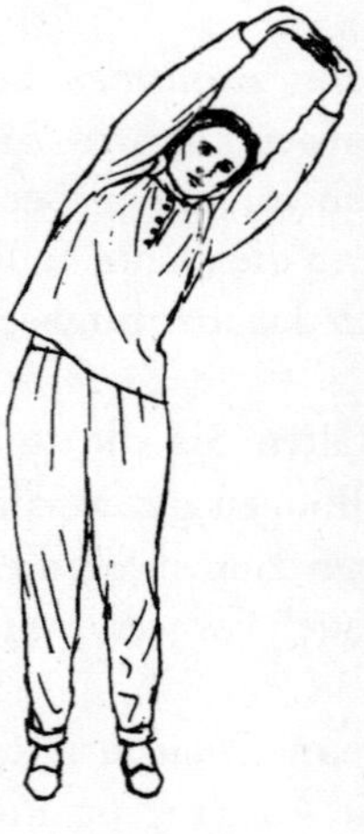

Beim *Einatmen* kehren Sie langsam wieder in die Ausgangsposition zurück. Halten Sie inne, und strecken Sie sich.

Beim *Ausatmen* strecken Sie sich nach links.

Wenn Sie *einatmen*, richten Sie sich wieder auf.

Das ist eine Runde.
Wiederholen Sie sie zweimal auf jeder Seite.

4

Diese Seitendehnung ist eine Gleichgewichtsübung. Die Ausgangsposition und die Haltung der Hände sind wie in Übung 3.

Beim *Einatmen* heben Sie die Arme an den Seiten über den Kopf. Strecken Sie die Ellbogen, verschränken Sie die Finger, und drehen Sie die Handflächen so, daß sie zur Decke zeigen. Gleichzeitig stellen Sie sich auf die Zehenspitzen.

Beim *Ausatmen* strecken Sie sich langsam nach rechts und bleiben auf den Zehenspitzen.

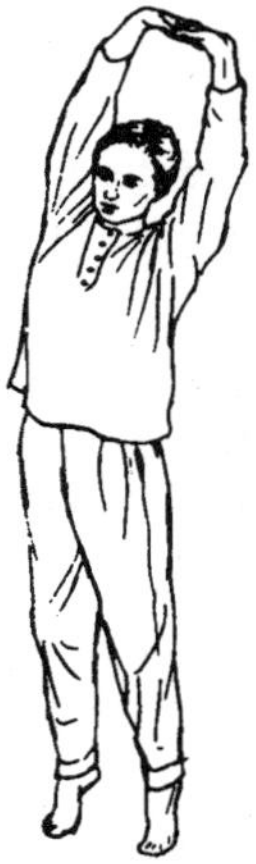

Beim *Einatmen* richten Sie sich wieder auf, bleiben aber noch auf den Zehenspitzen.

Beim *Ausatmen* strecken Sie sich nach links, bleiben immer noch auf den Zehenspitzen.

Beim *Einatmen* richten Sie sich wieder auf und bleiben auf den Zehenspitzen.

Wiederholen Sie diese Übung noch einmal auf jeder Seite, bleiben Sie dabei immer auf den Zehenspitzen.

Während Sie dann *ausatmen*, lassen Sie die Fersen nach unten sinken, lösen gleichzeitig die Finger und senken die Arme an den Seiten.

Das Gesäß

Sie werden bemerkt haben, daß die Anweisung, das Gesäß anzuspannen und festzuhalten, in diesem Kapitel immer wiederkehrt.

Wir neigen dazu, unser Gesäß als bloße Fleischmasse zu betrachten, die wir hinter uns herschleppen. Aber es sind Muskeln: die größten und kräftigsten Muskeln des Körpers; und man muß sie benutzen, wenn sie ihre Funktion richtig erfüllen sollen, die darin besteht, das Becken zu stützen und es gerade zu halten und auf diese Weise dazu beizutragen, die Wirbelsäule zu stützen und vor allem das Kreuz vor Belastungen und Verletzungen zu bewahren. Das Gesäß arbeitet auch in Verbindung mit der Bauchmuskulatur, um den gesamten Oberkörper aufzurichten und zu strecken.

Denken Sie also unbedingt an Ihr Gesäß, wenn Sie die Übungen im Stehen ausführen, um die Wirbelsäule optimal zu dehnen und eine zu starke Biegung zu verhindern. Das ist besonders wichtig, wenn Sie Übungen ausführen, die mit einer Beugung nach hinten verbunden sind. Sie können Ihr Gesäß auch tagsüber verschiedentlich trainieren. Zum Beispiel:

- ❐ wenn Sie stehen oder sich stehend betätigen, wie beim Händewaschen, Spülen, bei der Hausarbeit usw.,
- ❐ wenn Sie auf dem Weg zur oder von der Arbeit im Bus oder im Zug stehen müssen, stellen Sie sich so, daß die Füße hüftbreit auseinander stehen, spannen Sie das Gesäß an, und halten Sie es fest. Auf diese Weise können Sie besser das Gleichgewicht halten. Versuchen Sie es, ohne sich an einer Haltestange oder -schlaufe festzuhalten!
- ❐ wenn Sie gehen, spannen Sie abwechselnd die Gesäßhälften an,

- ❐ wenn Sie bergauf oder treppauf oder eine Rolltreppe hinaufgehen, spannen Sie abwechselnd die Gesäßhälften an. Das treibt Sie voran und erleichtert das Steigen. Die Belastung im Kreuz, die das Gehen auf einer ansteigenden Fläche oft mit sich bringt, wird vermieden.

Diese einfachen Tricks helfen Ihnen, die Gesäßmuskulatur zu festigen und zu stärken, die Wirbelsäule zu schützen und die Haltung zu verbessern. Sie haben außerdem einen vorteilhaften Nebeneffekt: Mit dem festeren Gesäß wird die Figur besser.

Kapitel 7

Anfang, Mitte und Ende des Arbeitstages

Eines der Risiken des Arbeitslebens – vor allen Dingen, wenn man zum Arbeitsplatz und zurück pendeln muß – ist das »Tennisball-Syndrom«: das Gefühl, ständig hin- und hergeschlagen zu werden. Man beginnt, sich selbst zu bemitleiden, weil man nie Zeit für sich hat; immer heißt es nur Arbeit, Pendeln oder Schlafen.

Dieses Gefühl ist schrecklich, man gibt ihm leicht nach und kann es nur schwer steuern; es kann die Lebensenergie verbrauchen und das Leben insgesamt vergiften. Ich habe dieses Gefühl am besten damit verjagen können, daß ich früh aufgestanden bin und etwas unternommen habe, was mir Spaß macht. Das waren im Laufe der Zeit unterschiedliche Dinge wie Schwimmen, Laufen, Radfahren; und seit einigen Jahren schon ist es nun Yoga. Die Mühe des frühen Aufstehens wird tausendfach belohnt: nicht nur durch den körperlichen Nutzen, sondern allein durch die Tatsache, daß ich mir die Zeit genommen habe, zu tun, was ich will, und zwar bevor ich mich den Anforderungen und Verantwortlichkeiten des Tages stelle. Auch wenn Sie zu den Morgenmuffeln gehören, können Sie vielleicht eine halbe Stunde früher aufstehen und diese Zeit ganz allein für sich nutzen. Diese Zeitspanne ist Ihnen heilig; wenn Sie sie einmal eingerichtet haben, kann niemand sie Ihnen nehmen – und Sie werden sich nicht mehr wie in einer Tretmühle vorkommen.

Beginnen Sie mit dem Moment des Erwachens: im Bett. Das Aufstehen und der Start in den Tag fallen leichter, wenn man sich ein paar Minuten ausstreckt, bevor man aufsteht. Bei Tieren ist es so; man kann Katzen und Hunde nach dem Aufwachen dabei beobachten, wie sie sich strecken, bevor sie auf die Beine kommen und herumlaufen – wenn sie nicht gerade aus Angst oder Schreck wach wurden. Wenn Sie sich ein wenig im Bett strecken, werden die Muskeln wach, und Durchblutung und Atmung kommen in Gang; wenn also der Morgen für Sie eine wirklich schlechte Zeit ist, wird es Ihnen danach schon ein wenig bessergehen. Dann stehen Sie auf und beginnen mit dem Körpertraining, das Sie für sich ausgewählt haben.

Die Stunden, die Sie auf der Fahrt zu Ihrer Arbeitsstätte und zurück zubringen, muß man einfach zum Arbeitstag dazuzählen. Sie sind vielleicht sogar der anstrengendste Teil. Pendeln kann zu einem Alptraum werden, in dem man einen aussichtslosen Kampf gegen Menschenmassen und grausame Verkehrsbedingungen führt. Alles hat sich offensichtlich gegen den einzelnen verschworen, um Wut und Frustration zu erzeugen. Aber man kann lernen, die Sache in einem anderen Licht zu sehen: nämlich als Chance, in Ruhe nachdenken zu können.

Die Fahrt mit dem eigenen Auto sollte man nur dann unternehmen, wenn man wirklich nicht mit öffentlichen Verkehrsmitteln an den Arbeitsplatz gelangen kann. Autofahren ist harte Arbeit, auch wenn Sie noch so sehr daran gewöhnt sind. Sie müssen sich ständig konzentrieren und mit zermürbenden Verkehrsbedingungen zurechtkommen. Die Fahrten sind unweigerlich ermüdend. Wenn Sie öffentliche Verkehrsmittel benutzen, trägt ein anderer die Verantwortung, Sie zu Ihrem Ziel zu bringen, und Sie können sich entspannen.

Man kann sich ohne weiteres im Zug oder im Bus entspannen; man kann abschalten und sich nach innen wenden, seine Energien wieder erneuern, statt sie mit dem Ärger über die Bahn und der Wut über die Mitfahrenden zu vergeuden. Die Wahl liegt bei Ihnen.

Wenn der Zug sich verspätet oder die Warteschlange an der Bushaltestelle endlos zu sein scheint, kann man das Stehen üben. Rufen Sie sich die Anweisungen für die Ausgangsposition im Stehen ins Gedächtnis, und nutzen Sie die Wartezeit, um sich aufzurichten, Ihre Nerven zu beruhigen, die Wirbelsäule zu kräftigen und die Haltung zu verbessern. Damit vergeuden Sie keine Zeit und sind nicht frustriert.

Wenn Sie nach Ankunft des Verkehrsmittels einen Sitzplatz ergattern, nehmen Sie die richtige Sitzhaltung ein! Verteilen Sie das Gewicht gleichmäßig auf beide Gesäßhälften, versuchen Sie, vorn nicht einzuknicken, und vermeiden Sie, die Beine übereinanderzuschlagen, damit die Durchblutung nicht unterbrochen wird. Sie können die Zeit nutzen, etwas zu lesen, oder sich konstruktive Gedanken über den vor Ihnen liegenden Tag machen. Oder Sie können einfach dasitzen und atmen.

Im folgenden schlage ich Ihnen eine sehr einfache Atemübung vor, die Sie sicher erfrischend und entspannend finden werden.

Sie sitzen in Grundhaltung und drücken das Kreuz fest gegen die Rückenlehne. Die Wirbelsäule ist aufrecht und lang, die Füße stehen in Hüftbreite flach auf dem Boden, die Hände liegen entspannt im Schoß (auf Ihrer Handtasche oder Aktentasche, die festgehalten werden muß).

Die Hände können leicht ineinandergelegt oder gefaltet sein; Sie können auch den Daumen der einen Hand leicht in der anderen halten. Oder beide Handflächen liegen auf den Oberschenkeln. Machen Sie das, was für Sie am bequemsten ist.

Zunächst lauschen Sie einfach den Geräuschen, die Sie umgeben. Versuchen Sie nicht, sie zu ignorieren oder auszuschließen; hören Sie möglichst viele Geräusche heraus, sowohl innerhalb als auch außerhalb des Verkehrsmittels.

Dann konzentrieren Sie sich nur auf ein Geräusch und lassen die anderen außer acht.

Schließlich lassen Sie sämtliche Geräusche in den Hintergrund treten, von denen Sie sich lösen.

Beginnen Sie nun, sich auf Ihren Atem zu konzentrieren, und achten Sie beim Ein- und Ausatmen auf jeden Atemzug.

Wenn Sie sich daran gewöhnt haben, schließen Sie sanft die Augen, nachdem Sie zunächst ein- oder zweimal langsam geblinzelt haben. Entspannen Sie den Blick hinter den geschlossenen Augenlidern.

Beobachten Sie die Atemtemperatur in den Nasenlöchern. Beobachten Sie, wie der Atem in den Nasenlöchern auf- und absteigt. Beobachten Sie die Beschaffenheit des Atems.

Bemühen Sie sich nicht, den Atem zu steuern oder zu regulieren; lassen Sie ihn nur geschehen, und beobachten Sie ihn so, wie er ist. Nach einigen Minuten werden Sie feststellen, daß die Atmung ruhiger, langsamer und flacher wird.

Lassen Sie sich beim Ausatmen so viel Zeit, wie Sie brauchen. Sie müssen es nicht in die Länge ziehen, aber auch nicht erzwingen oder beschleunigen. Lassen Sie den Atem nur ausströmen. Nach dem Ausatmen machen Sie eine kleine Pause, bevor Sie wieder einatmen. Sie werden einatmen, wenn Sie es brauchen, also warten Sie lediglich darauf, daß es geschieht. In dem kurzen Zeitraum dazwischen bleiben Sie einfach ruhig sitzen.

Mit jedem Ausatmen spüren Sie, wie sich die Gesichtsmuskeln weiter entspannen. Spüren Sie, wie die Stirn größer wird, wie die Stirnrunzeln sich glätten, wie die Augenlider weicher und die Wangen voller werden. Spüren Sie, wie weich die Lippen sind; sie sind leicht geschlossen, die Zähne liegen nicht aufeinander. Achten Sie auf die Lage der Zunge; sollte sie am Gaumen kleben, lösen Sie sie und lassen sie entspannt hinter der unteren Zahnreihe ruhen. Lassen Sie sie einfach dick und schwer im Mund liegen.

Dann konzentrieren Sie sich auf die Hände. Bei jedem Ausatmen spüren Sie, wie sie schwerer und ruhiger werden. Nehmen Sie Ihre Hände und das Gefühl von Ruhe und Schwere bewußt wahr.

Versuchen Sie nicht, gegen die Bewegungen des Zuges oder des Busses anzusteuern. Lassen Sie zu, daß der Körper sie nachvollzieht, und gehen Sie mit.

Kurz bevor Sie Ihr Ziel erreichen (oder wenn Sie genug haben), atmen Sie allmählich wieder tiefer. Dann strecken Sie Finger und Hände und bewegen die Füße. Öffnen Sie langsam die Augen.

Wenn Sie aufstehen, geben Sie acht, und lassen Sie sich Zeit. Springen Sie nicht von Ihrem Sitz auf, um Hals über Kopf zum Ausgang zu stürzen. Bewegen Sie sich ganz bewußt, und behalten Sie das Gefühl von Entspannung und erhöhter Bewußtheit, während Sie die Fahrt fortsetzen.

Vielleicht ist diese Übung für Sie so entspannend, daß Sie einschlafen – vor allem auf der Heimfahrt. Achten Sie darauf, daß Sie Ihre Haltestelle nicht verpassen –, und passen Sie auf, daß Sie all Ihre Habseligkeiten mitnehmen!

Wenn Sie stehen müssen, nehmen Sie die richtige Haltung ein. Stellen Sie die Füße fest auf den Boden, parallel und hüftbreit auseinander oder etwas weiter, falls genügend Platz vorhanden ist. Spannen Sie die Gesäßmuskeln an, und ziehen Sie das Becken ein. Halten Sie die Gesäßmuskeln während der ganzen Fahrt fest; sie sind eine Stütze und helfen Ihnen, aufrecht stehenzubleiben. Sie sollten sich auf keinen Fall in die Haltegurte hängen, denn dadurch wird die Wirbelsäule verbogen (vor allem wenn Sie kleinwüchsig sind). Üben Sie, im Gleichgewicht zu bleiben, ohne sich mit den Händen festzuhalten. Wenn das Fahrzeug sich bewegt und schwankt, lassen Sie den Körper mitgehen, verlagern Sie Ihr Gewicht von einem Fuß auf den anderen, um das Gleichgewicht zu halten. In den Knien können Sie ein wenig nachgeben. Die Kniekehlen bleiben entspannt, ebenso Schultern, Nacken, Kiefer und Zunge.

Vielleicht haben Sie keine andere Möglichkeit, als mit dem Auto zur Arbeit zu fahren. In diesem Fall können Sie den Streß und die Anstrengungen der Fahrt auf ein erträgliches Maß herabsetzen, wenn Sie vor allem das Prinzip der richtigen Sitzhaltung beachten. Der untere Teil der Wirbelsäule sollte gerade an der Rückenlehne anliegen, so daß sich der Rücken nicht rundet, die Brust nicht einfällt und der Bauch nicht gequetscht wird. Wichtig ist vor allem, daß Sie sich nach oben hin strecken, bewußt den Brustkorb heben und die Schultern zurück und nach unten ziehen. Dann können Sie ungehindert atmen. Die inneren Organe haben genug Platz, um zu funktionieren. Achten Sie darauf, daß die Beine im richtigen Winkel stehen, wenn die Füße auf den Pedalen sind, und daß Ihr Körper den richtigen Abstand vom Steuerrad einhält, so daß weder in den Beinen noch in den Armen unnötige Verspannungen aufgebaut werden. Halten Sie das Steuer nicht zu fest; wenn Sie es umklammern, verkrampfen sich Hände, Arme, Rücken, Nacken und Kiefer. Vermeiden Sie, die Zähne aufeinanderzubeißen oder mit dem Kinn zu lenken!

Wenn Sie vor einer Ampel oder im Stau anhalten müssen, bleibt Ihnen nur die Einsicht, daß Sie nichts tun können, um die Sache zu beschleunigen. Betrachten Sie diese Zeit als Zeit für sich, als ein unerwartetes Geschenk: Nutzen Sie sie, um abzuschalten und zu entspannen. Stellen Sie den Motor ab, ziehen Sie die Handbremse an, und schalten Sie in den Leerlauf; lassen Sie die Schultern entspannt nach unten sinken, legen Sie die Hände in den Schoß, und tun Sie ein paar tiefe Atemzüge. Auch wenn es nur Sekunden dauert – Ihr Körper und Ihre Nerven entspannen ein wenig; und Sie haben die Zeit entschieden fruchtbarer genutzt als mit Rauchen, Schimpfen, ungeduldigem Trommeln auf dem Lenker und Gasgeben: das hätte Sie auch nicht schneller zur Arbeit gebracht, sondern Sie wären sicher als Nervenbündel und unter Hochspannung dort angekommen.

Bis jetzt bin ich davon ausgegangen, daß Sie, um zur Arbeit zu kommen, das eine oder andere Transportmittel brauchen. Sie können von Glück sagen, wenn es nicht so ist. Strecken zu Fuß zurückzulegen ist eine der besten Übungen für den Körper. Wenn Sie also den ganzen Weg zur Arbeit und zurück oder auch nur einen Teil davon zu Fuß gehen können, bekommen Sie frische Luft (oder zumindest Luft) und Bewegung. Vielleicht können Sie, auch wenn Sie öffentliche Verkehrsmittel benutzen, ein paar Haltestellen später oder früher aussteigen.

Wenn Sie gehen, versuchen Sie, Ihre normale Schrittlänge um ein paar Zentimeter zu verlängern. Auf diese Weise wird die Beweglichkeit Ihrer Hüfte wirkungsvoll erhalten und gefördert. Wenn Sie oft zu Fuß gehen, sollten Sie vermeiden, schwere Aktentaschen, Handtaschen oder Einkaufstaschen zu tragen, die Sie nicht nur aus dem Gleichgewicht bringen, sondern außerdem noch Handgelenke, Ellbogen und Schultern belasten. Ein Rucksack schont diese Gelenke; Sie bleiben im Gleichgewicht und können den Spaziergang stärker genießen, weil die Arme frei schwingen können. Schultertaschen sind, nebenbei bemerkt, keine sehr gute Idee. Ständig muß man die Schulter anheben, auf der die Schulterriemen aufliegen.

Überlegen Sie, ob Sie nicht mit dem Rad fahren können, wenn der Verkehr auf Ihrem Weg zur Arbeitsstätte nicht zu dicht ist. Ich bin regelmäßig mit dem Rad gefahren, habe aber nach einem kleineren Unfall aufgehört. Aber wenn Sie ein guter Radfahrer sind und Spaß daran haben, sind die Fahrten ein hervorragendes Training für Sie. Die Mittagspause bietet eine Möglichkeit, das Büro zu verlassen und sich zu strecken. Vielleicht gibt es in der Nähe einen Park, ein Schwimmbad oder ein Freizeitzentrum, in dem um die Mittagszeit Trainingskurse angeboten werden – vielleicht sogar Yoga-Kurse. Mit einer solchen Betätigung schaffen Sie sich tagsüber einen wunderbaren Zeitraum, vor allem dann, wenn Sie an Ihrem Arbeitsplatz immer für alle dasein müssen. Dann besteht die Gefahr, daß Ihnen alles zuviel wird. Sie werden unglücklich, und sowohl die Arbeit als auch Ihre Beziehungen zu anderen leiden darunter. Das beste Gegenmittel ist, sich etwas Gutes zu tun; man beschließt, sich ein wenig Zeit zu nehmen, die für alle unantastbar ist.

Immer mehr Firmen werden sich der Probleme bewußt, die mit Streß am Arbeitsplatz verbunden sind. Sie versuchen, Mittel und Wege zu finden, wie sie ihren Beschäftigten bei diesen Problemen helfen können. Warum schlagen Sie nicht der Personalabteilung vor, einen Raum für Entspannungstraining bereitzustellen und Kurse einzurichten und zu subventionieren?

Wenn Sie auch nur ein paar Vorschläge aus diesem und den folgenden Kapiteln aufgreifen können, bin ich überzeugt, daß Sie am Ende eines Arbeitstages im Büro noch genügend Energie für den Feierabend besitzen: jene lebenswichtige Zeit, die nichts mit Arbeit zu tun hat. Sie wissen wohl am besten, wie Sie diese kostbaren Stunden verbringen können, so daß ich nun zum eigentlichen Tagesende übergehen kann.

Ein paar langsame Dehnübungen vor dem Zubettgehen beruhigen und entspannen. Ich finde es auch hilfreich, während der ersten zehn Minuten im Bett bewußte Muskelentspannung zu betreiben, bevor man einschläft. Wenn ich mir die Zeit dafür nehme, entspannen sich meine Muskeln völlig, und ich schlafe besser.

Wenn Sie es ausprobieren wollen, legen Sie sich zunächst vorsichtig auf den Rücken, ohne sich hinplumpsen zu lassen. Achten Sie darauf, daß der ganze Körper eine Linie bildet. Schieben Sie allmählich die Fersen von sich. Strecken Sie dann Finger und Hände. Ziehen Sie die Schultern nach unten. Die Hände ruhen bequem auf dem Bauch oder auf der Brust. Die Ellbogen sind so weit vom Körper entfernt, daß die Schultern sich entspannen können. Die obere Rückenpartie ist breit und die Brust geweitet.

Richten Sie Ihre Aufmerksamkeit auf die Atmung, und beobachten Sie, wie sie ruhiger und langsamer wird. Mit jedem Atemzug lassen Sie ein wenig Spannung entweichen; spüren Sie, wie sie mit dem Atem aus Ihrem Körper strömt.

Fahren Sie im Geist durch Ihren Körper. Fangen Sie bei den Zehen, Füßen und Beinen an; dann folgen Finger, Hände und Arme; anschließend der Rumpf und zuletzt der Kopf: Stirn, Augenlider, Nase, Wangen, Lippen, Zähne, Zunge, Kiefer und Hals. Mit jedem Ausatmen lösen Sie die Spannungen in dem entsprechenden Körperteil. Wenn die Zunge am Gaumen klebt, lösen Sie sie und lassen sie hinter der unteren Zahnreihe ruhen. Spüren Sie, wie dick, breit und schwer sie ist.

Nach etwa zehn Minuten ist ziemlich viel Muskelanspannung abgebaut, so daß Sie einen gesünderen und erholsameren Schlaf erleben dürfen. (Zu diesem Zeitpunkt sind Sie vielleicht ohnehin schon eingeschlafen!)

Die Zeit, die Sie vor dem Fernseher verbringen, können Sie nutzen, um die richtige Sitzhaltung zu üben (statt sich hängen zu lassen!). Noch besser ist es, wenn Sie mit gekreuzten Beinen auf dem Boden sitzen, um den Hüften ein passives Training angedeihen zu lassen. Legen Sie sich ein festes Kissen oder ein paar Telefonbücher unter, damit die Anspannung im Kreuz verringert wird und die Knie den Boden berühren können, und üben Sie die Dehnung der Wirbelsäule.

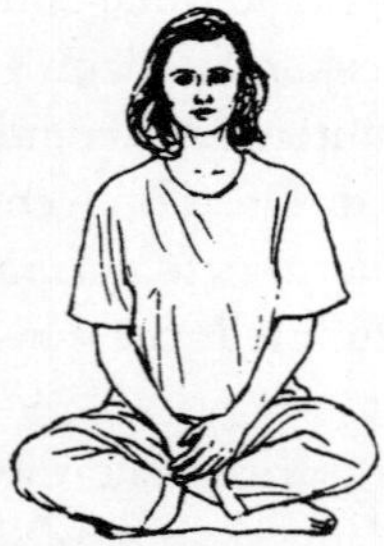

Oder Sie sitzen mit ausgestreckten Beinen (auf den Sitzknochen). Die Hände ruhen entspannt im Schoß. Nun dehnen Sie die Wirbelsäule. Wenn Sie die Fersen von sich strecken, können Sie auch die Rückseite der Beine dehnen. Wenn Sie dies zunächst als unangenehm empfinden, setzen Sie sich etwas höher, um die Anspannung im Rücken zu verringern, bis die Muskeln kräftiger sind. Und das werden sie sein, wenn Sie diese Übung durchführen: Sie stärkt den Rücken enorm.

In dieser Sitzhaltung können Sie alle Übungen für Zehen, Fußgelenke und Knie, für Finger, Handgelenke und Ellbogen durchführen, die in Kapitel 4 beschrieben sind. Sollte dies zu anstrengend für Ihren Rücken sein, können Sie sich aus den Hüften heraus leicht nach hinten lehnen und sich neben den Hüften oder kurz hinter ihnen mit den Händen abstützen, während Sie die Übungen für Zehen, Fußgelenke und Knie ausführen. Geben Sie aber acht, daß die Wirbelsäule lang und aufrecht bleibt; lassen Sie sie nicht zusammenfallen.

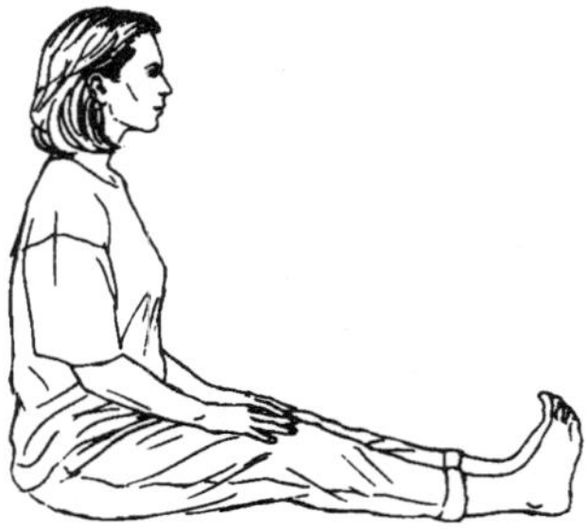

Sie können diese Übung erweitern, indem Sie den Oberkörper aus den Hüften heraus nach vorn strecken. Lassen Sie sich nicht in Versuchung führen, den Rücken zu krümmen, weil Sie noch weiter kommen wollen, sondern halten Sie die gesamte Wirbelsäule in einer geraden Linie, und führen Sie die Brust eher nach vorn als nach unten. Verstärken Sie die Dehnung nur vorsichtig und ganz allmählich; erzwingen Sie sie nicht. Denken Sie daran: Es kommt nicht darauf an, wie weit Sie kommen, sondern *wie* Sie sich nach vorn bewegen.

Sie können auch mit weit gespreizten Beinen sitzen, wobei die Fußspitzen nach oben weisen. Mit dieser Übung werden die Beugemuskeln an den Innenseiten der Oberschenkel gedehnt. Außerdem ist es eine Dehnübung für die Wirbelsäule und kräftigt die Rückenmuskulatur.

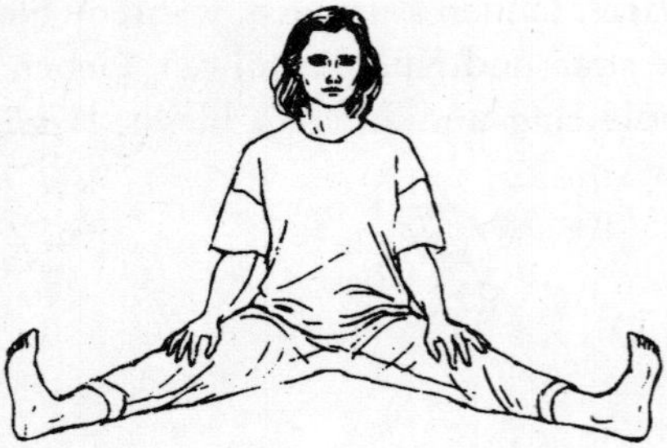

Diese Übung kann ebenso erweitert werden wie die vorige, wobei der Oberkörper nach vorn gedehnt wird – auch wieder mit Augenmerk darauf, daß die Bewegung aus den Hüftgelenken heraus erfolgt. Legen Sie die Hände vor sich auf den Boden zwischen die Oberschenkel. Auch diese Dehnübung sollten Sie nur ganz allmählich ausweiten.

Zum Abschluß seien hier noch zwei Übungen erwähnt, die die Geschmeidigkeit und Beweglichkeit der Hüftgelenke fördern und die man gut vor dem Fernseher ausführen kann. Auch hierbei wird die Wirbelsäule gestreckt

1

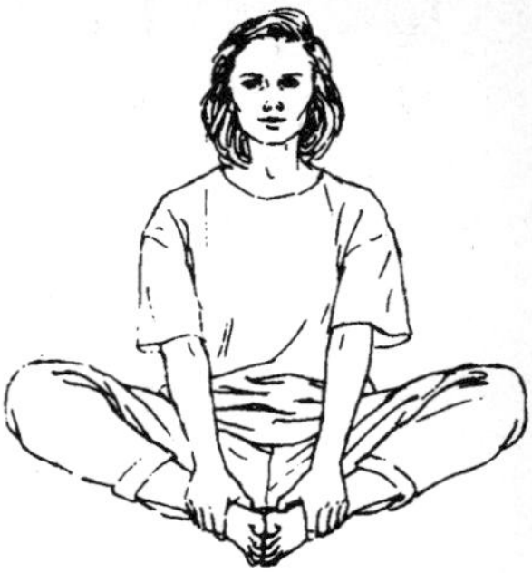

Sie sitzen auf den Sitzknochen und haben die Beine vor sich ausgestreckt. Die Wirbelsäule ist gestreckt. Nun beugen Sie die Knie und ziehen die Fersen so weit wie möglich zum Gesäß hin. Dann lassen Sie die Knie nach unten fallen und legen die Fußsohlen gegeneinander. Umfassen Sie jedes Fußgelenk mit einer Hand, und üben Sie mit den Ellbogen einen leichten Druck auf die Innenseite der Oberschenkel aus, um die Knie noch weiter nach unten zu bringen. (Drücken Sie nicht so fest, daß die Knie überanstrengt werden; wenn Sie Schmerzen oder Unbehagen empfinden, lassen Sie nach.) Die Wirbelsäule bleibt aufrecht und gestreckt, während Sie die Knie nach unten führen.

Bleiben Sie in dieser Haltung so lange sitzen, wie es Ihnen angenehm ist. Dann lassen Sie langsam die Fußgelenke los und heben vorsichtig die Knie, wobei Sie zur Unterstützung die Hände darunter legen können. Strecken Sie die Beine, und lassen Sie die Fußgelenke kreisen.

Sie können diese Übung erweitern, indem Sie die Hände um die Zehen legen. Das geht aber nur, wenn weder Rücken noch Brust einsinken. Sollte dies der Fall sein, umfassen Sie wieder die Fußgelenke.

Wenn Ihnen diese Haltung leichtfällt und angenehm ist, können Sie sie noch steigern, indem Sie sich langsam aus den Hüften heraus nach vorn beugen, wie in den beiden vorangegangenen Übungen beschrieben.

2

Sie sitzen wieder wie zuvor beschrieben mit ausgestreckten Beinen und strecken die Wirbelsäule. Beugen Sie nun das linke Knie, und führen Sie die Ferse in die Leistengegend. Die Fußsohle liegt an der Innenseite des rechten Oberschenkels. Beugen Sie das rechte Knie, und führen Sie den Unterschenkel nach hinten, bis der Fuß an der rechten Gesäßhälfte liegt. Lassen Sie die Hände entspannt auf den Knien liegen. Dehnen Sie die Wirbelsäule, und atmen Sie gleichmäßig.

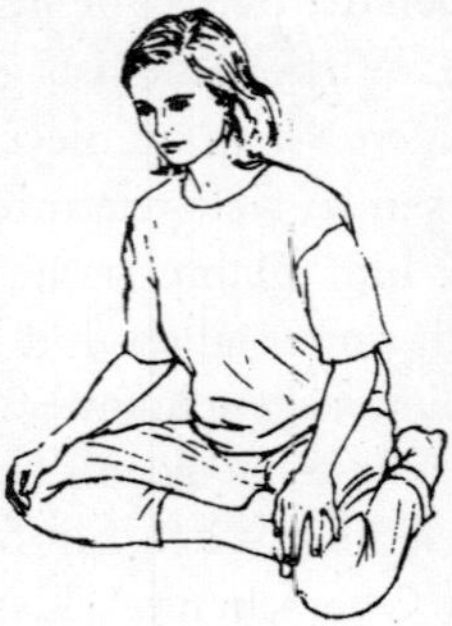

Sie können diese Haltung so lange beibehalten, wie es Ihnen angenehm ist. Dann strecken Sie die Beine vorsichtig nacheinander wieder aus und führen dasselbe auf der anderen Seite durch.

Sie strecken die Beine. Dann beugen Sie die Füße ein paarmal auf und ab und lassen die Fußgelenke kreisen.

Mit diesen Übungen können Sie gut eine halbe oder ganze Stunde trainieren, während Sie Ihr Lieblingsprogramm anschauen – und danach fühlen Sie sich nicht mehr zerschlagen und lethargisch, sondern wunderbar gedehnt und gelöst.

Kapitel 8

Wie Sie dieses Buch tagsüber einsetzen können

Wenn Sie eine Zeitlang mit dem vorliegenden Buch gearbeitet haben und die Übungen gut kennen, werden Sie immer besser entscheiden können, welche Übung Sie zu gegebener Zeit brauchen. Es wird Ihnen auch immer mehr bewußt, wie Sie sich während des Tagesablaufs fühlen, und Sie werden in der Regel wissen, was Sie tun müssen, um Spannungen zu lösen und Streß abzubauen.

Dieses Kapitel verfolgt zwei Absichten: Es enthält Vorschläge für geeignete Übungen, die Ihnen zum einen in speziellen Situationen weiterhelfen und zum anderen in Notfällen – womit ich die Augenblicke meine, in denen Sie so stark unter Druck stehen und so überdreht sind, daß Sie nicht darüber nachdenken können (oder an nichts anderes mehr denken können), wie Sie sich helfen sollen.

Das wichtigste ist, daß Sie sich etwa jede Stunde ein paar Minuten Zeit nehmen, damit sich Spannungen gar nicht erst aufbauen können. Es ist wie bei einem Sicherheitsventil, das von Zeit zu Zeit ein wenig Dampf abläßt, um eine mögliche Explosion zu verhindern.

Beim Aufwachen

Übungen für Zehen und Fußgelenke –
Kapitel 4, Seite 90 ff.

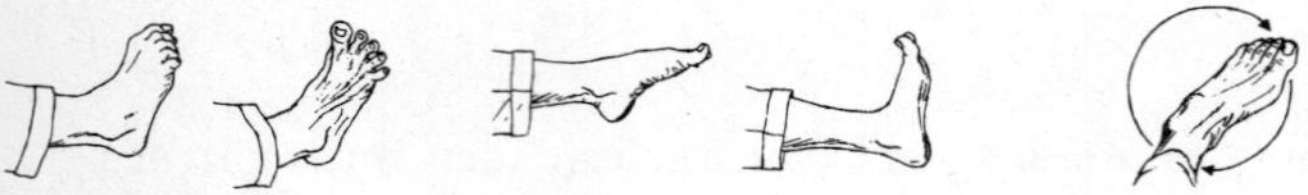

Übungen für Finger und Handgelenke –
Kapitel 4, Seite 78 ff.

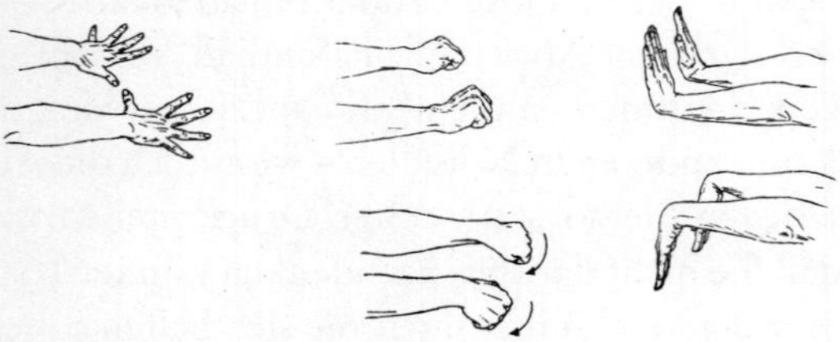

Beim Aufstehen

Vollatmung –
Kapitel 6, Seite 121 f.

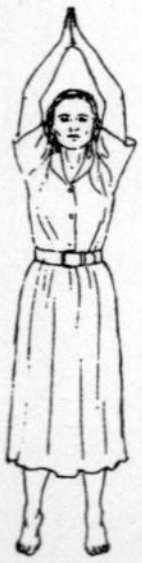

Atemzug
»Durchbruch der
Sonne« –
Kapitel 6, Seite 123 f.

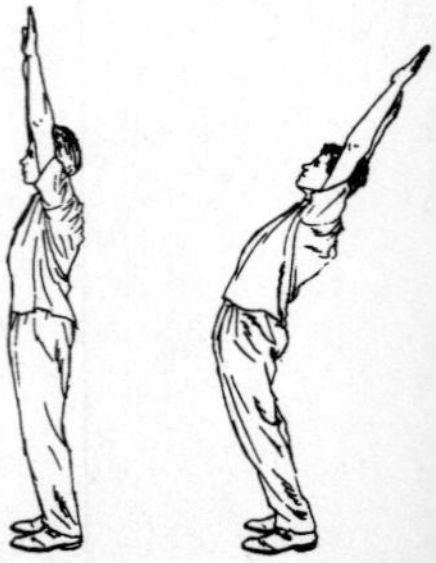

An der Haltestelle/am Bahnsteig

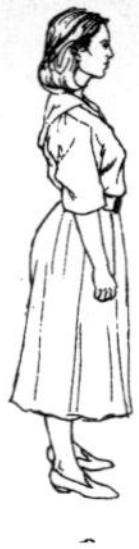

Stehen – Kapitel 6, Seite 117 ff.

Übungen für Zehen und Fußgelenke – Kapitel 4, Seite 90 ff.

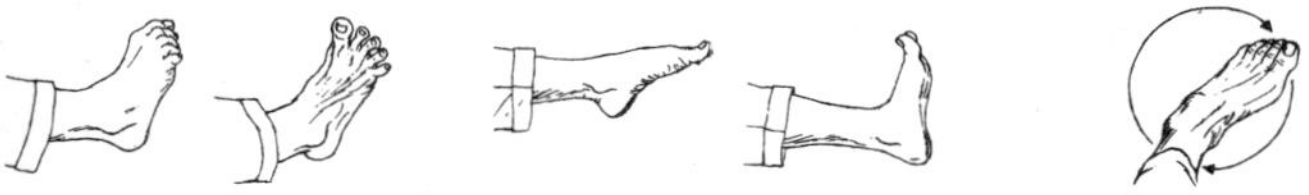

Übungen für Finger und Handgelenke – Kapitel 4, Seite 78 ff.

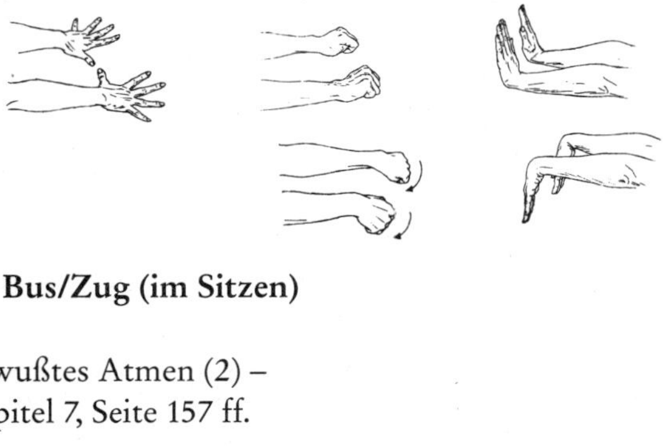

m Bus/Zug (im Sitzen)

Bewußtes Atmen (2) – Kapitel 7, Seite 157 ff.

m Bus/Zug (im Stehen)

tehen/Gleichgewicht halten – Kapitel 6, Seite 117 ff.

Vor einer wichtigen Konferenz, einem Gespräch oder einer beängstigenden Situation

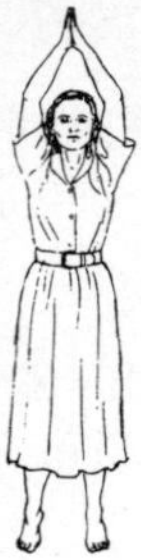

Bewußtes Atmen (1) –
Kapitel 4, Seite 102 f.

Vollatmung –
Kapitel 6, Seite 121 f.

Atemfolge auf Zehenspitzen –
Kapitel 6, Seite 129 ff.

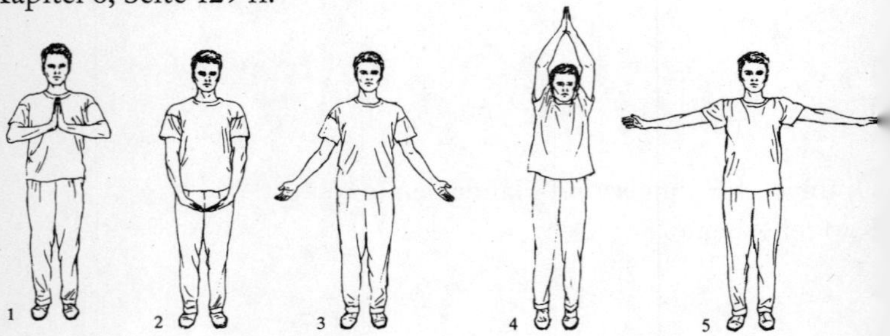

Neun besänftigende Atemzüge –
Kapitel 6, Seite 125 ff.

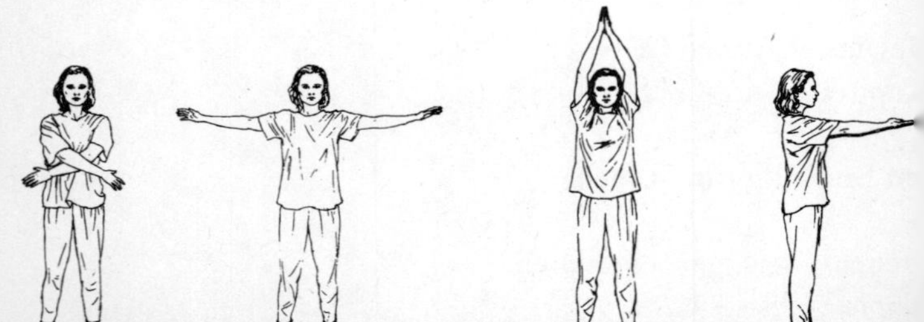

Während der Konferenz

Übungen für Zehen und Fußgelenke –
Kapitel 4, Seite 90 ff.

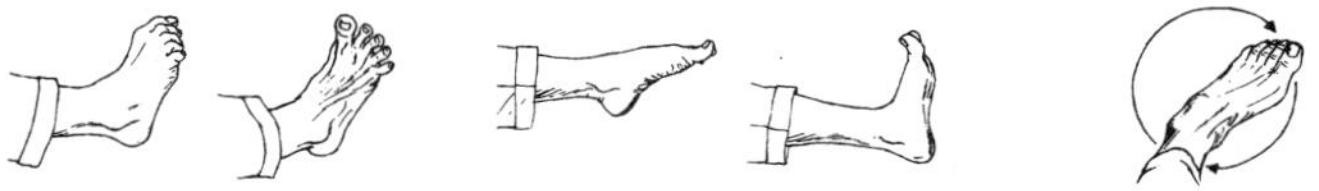

Übungen für Finger und Handgelenke –
Kapitel 4, Seite 78 ff.

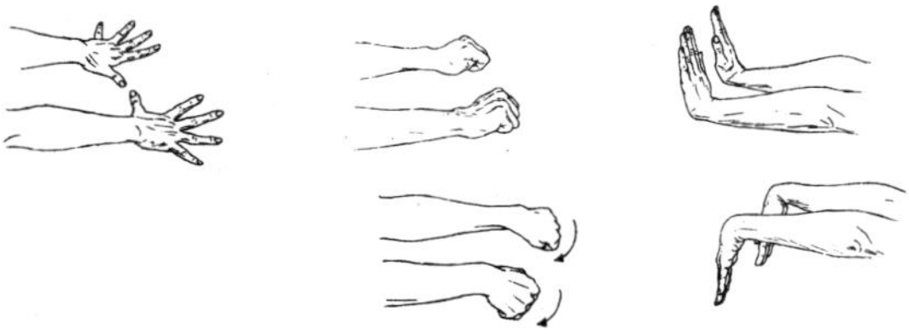

Hüftübungen –
Kapitel 4, Seite 96 ff.

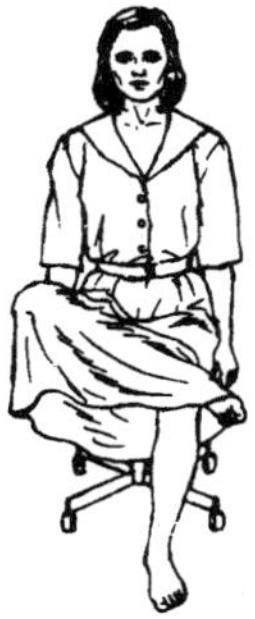

Nach der Konferenz

Atemzug »Durchbruch der Sonne« –
Kapitel 6, Seite 123 f.

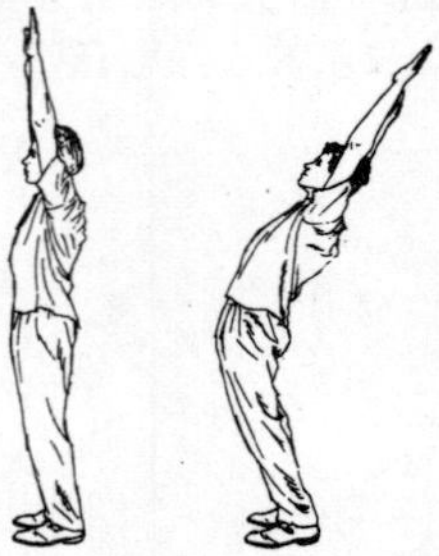

Neun besänftigende Atemzüge –
Kapitel 6, Seite 125 ff.

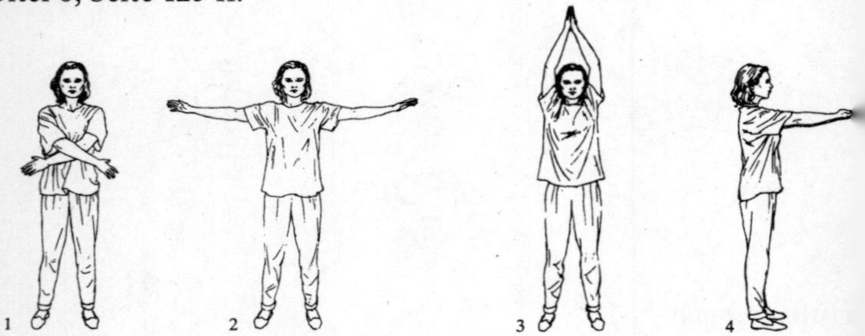

Entspanntes Vorwärtsbeugen im Stehen –
Kapitel 6, Seite 139 ff.

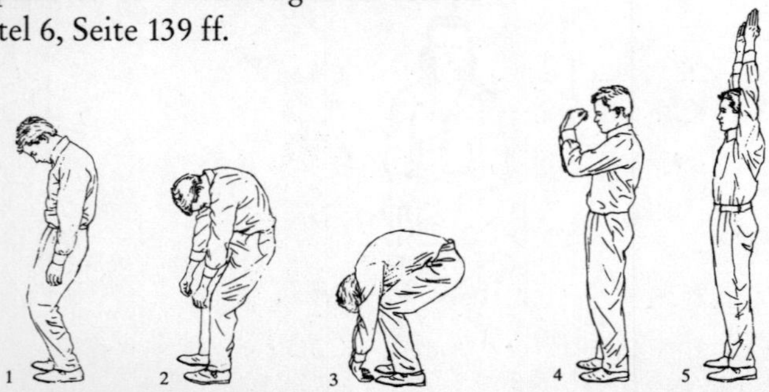

Seitendehnungen im Stehen –
Kapitel 6, Seite 145 ff.

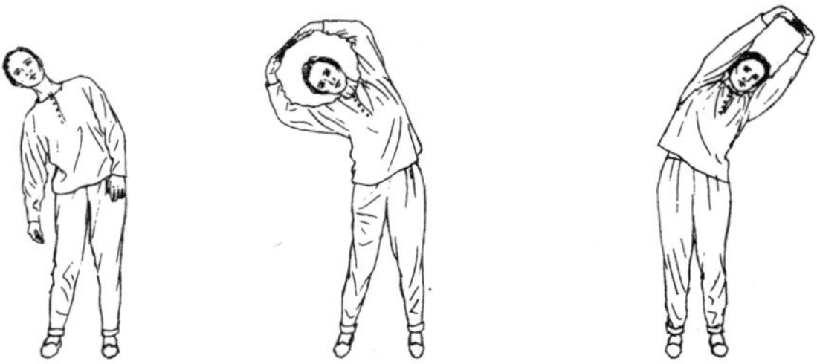

Seitendehnungen im Sitzen –
Kapitel 3, Seite 68 ff.

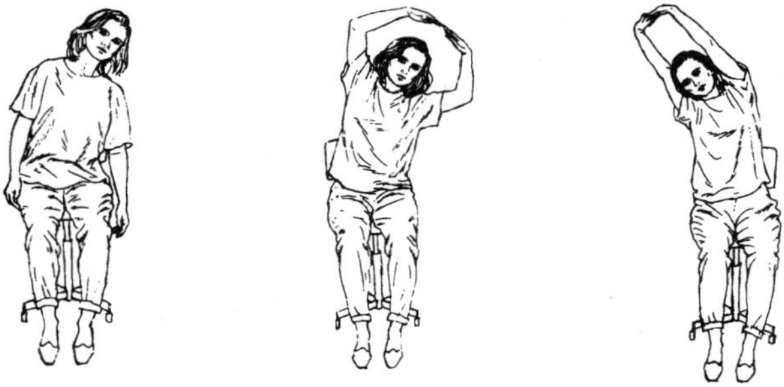

Die Augen mit den Händen bedecken –
Kapitel 4, Seite 101 f.

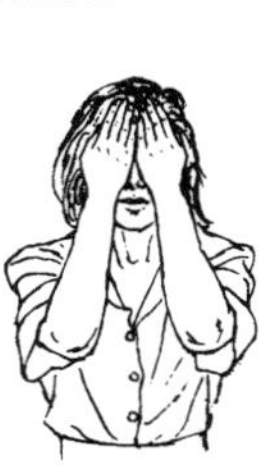

Bei längerer Schreibarbeit, bei der Textverarbeitung: in Abständen zu wiederholen

Kreisen der Schultern –
Kapitel 2, Seite 37

Heben und Zusammenpressen der Schultern –
Kapitel 2, Seite 37 f.

Zusammenpressen der Schulterblätter –
Kapitel 2, Seite 39 f.

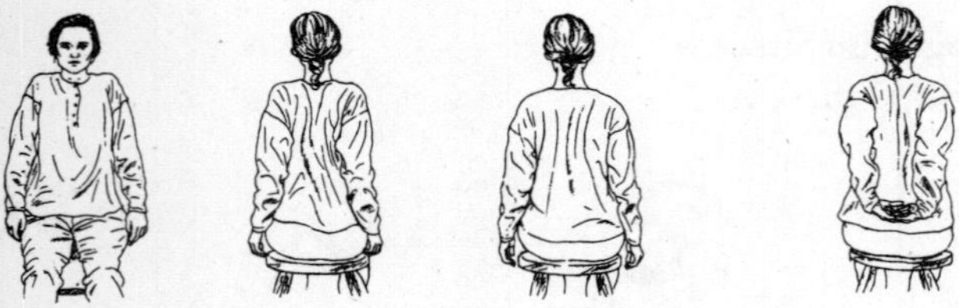

Neigen des Kopfes nach vorn/zur Seite/diagonal –
Kapitel 2, Seite 44 ff.

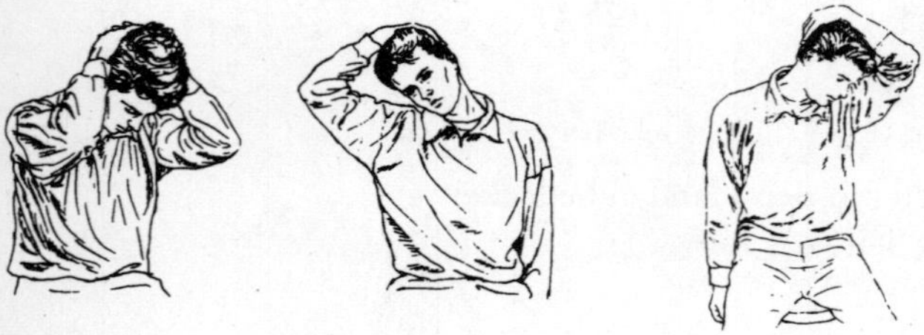

Übungen für Finger, Handgelenke, Ellbogen –
Kapitel 4, Seite 78 ff.

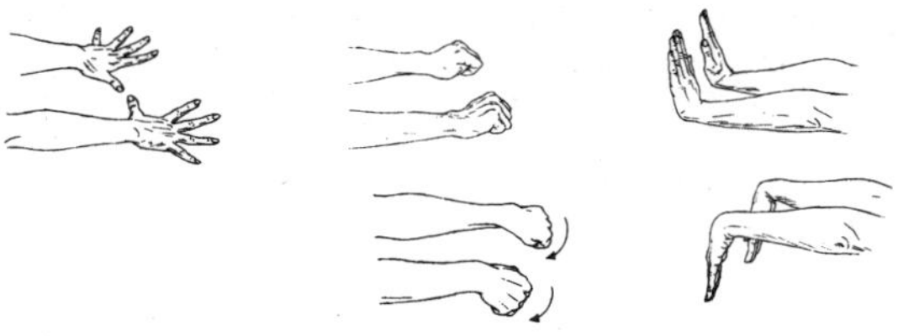

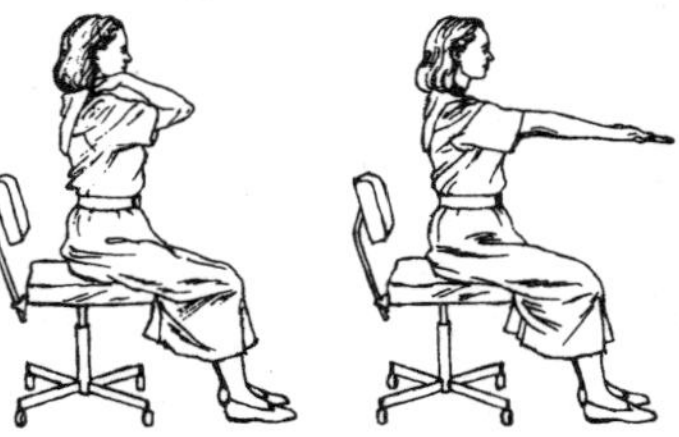

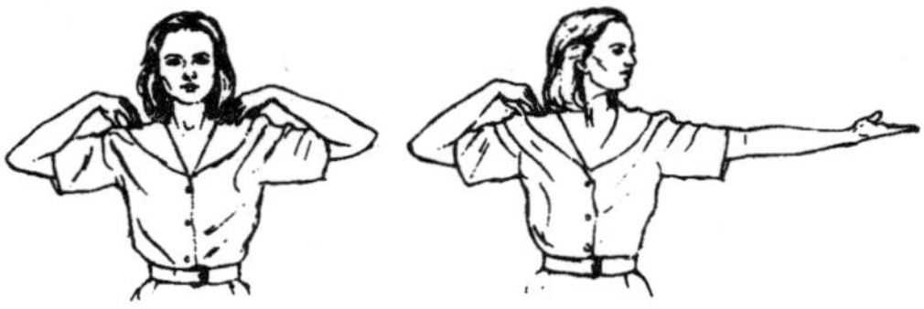

Am Ende einer langen Sitzung

Übungen für Nacken und Schultern –
Kapitel 2, Seite 36 ff.

Dehnen der Wirbelsäule nach vorn –
Kapitel 3, Seite 63 ff.

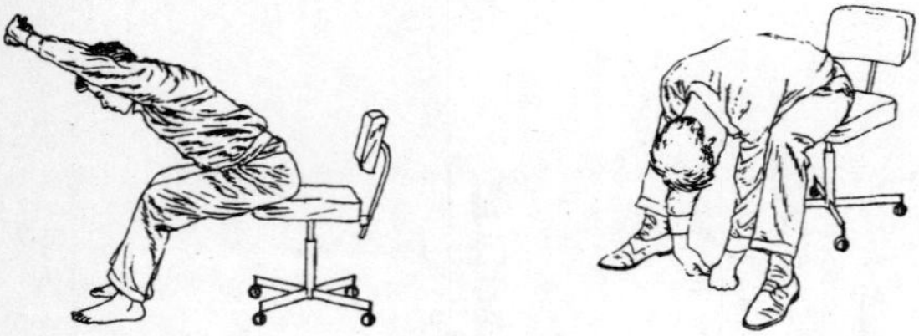

Entspannungsübungen für die obere Rückenpartie –
Kapitel 2, Seite 52 ff.

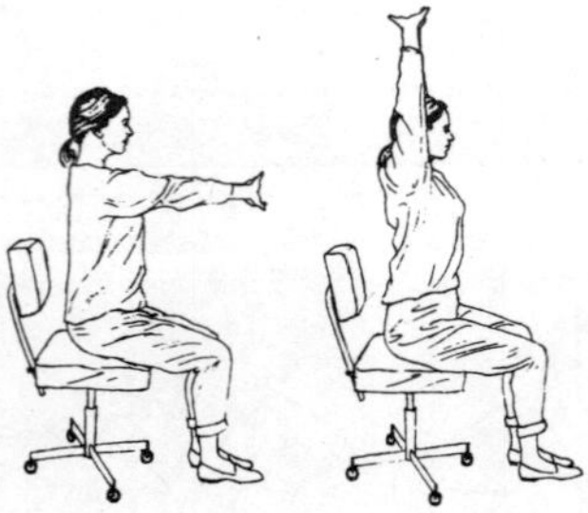

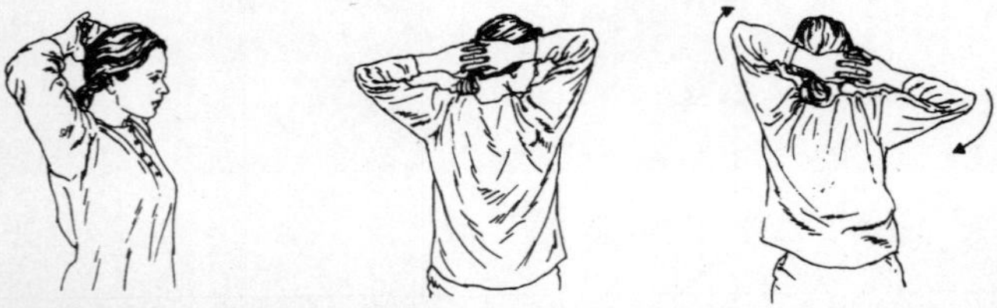

Übungen für Finger und Handgelenke –
Kapitel 4, Seite 78 ff.

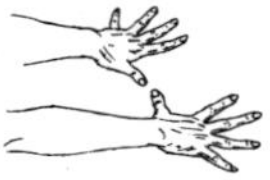

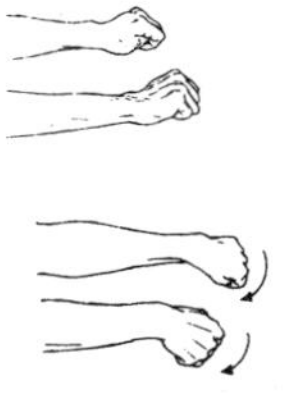

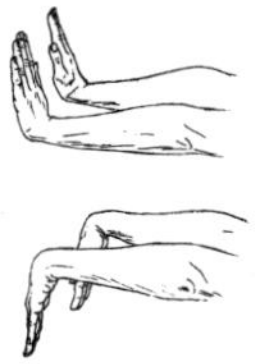

Augenübungen –
Kapitel 4, Seite 100 ff.

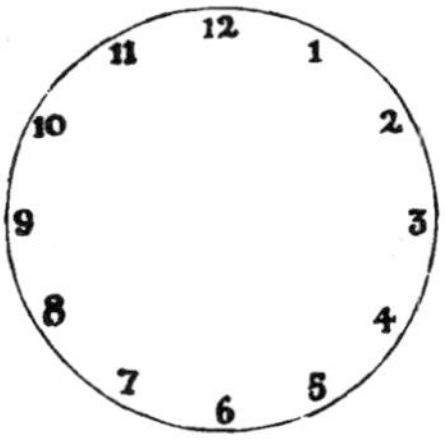

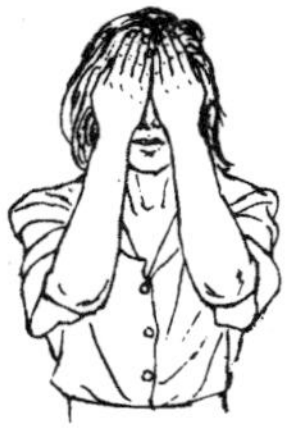

Brustdehnungszyklus –
Kapitel 6, Seite 133 ff.

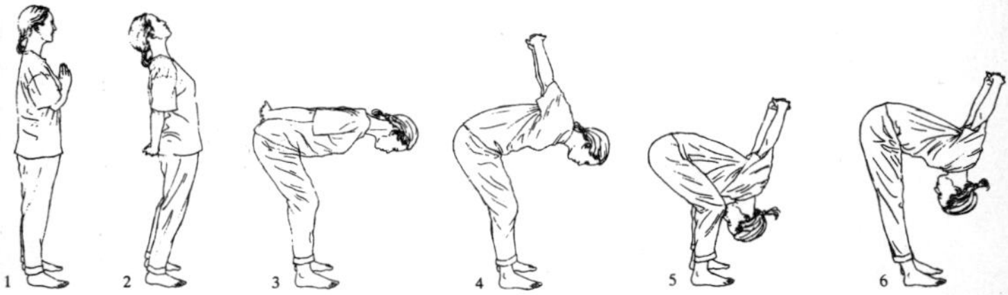

Bei hastigem Arbeiten unter Druck – man ist gehetzt und außer Atem

Atemzug »Durchbruch der Sonne« – Kapitel 6, Seite 123 f.

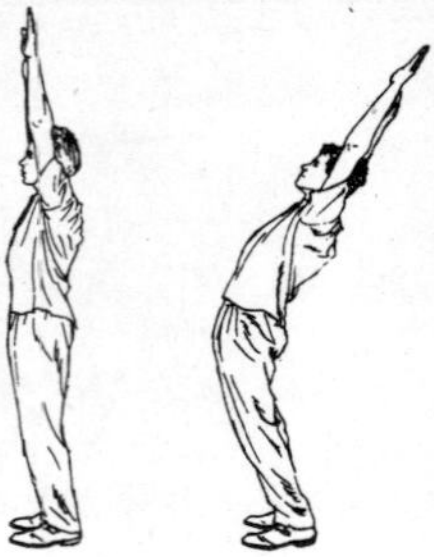

Jederzeit am Arbeitsplatz

Schulterkreisen – Kapitel 2, Seite 37

Heben und Zusammenpressen der Schultern – Kapitel 2, Seite 37 f.

Zusammenpressen der Schulterblätter – Kapitel 2, Seite 39 ff.

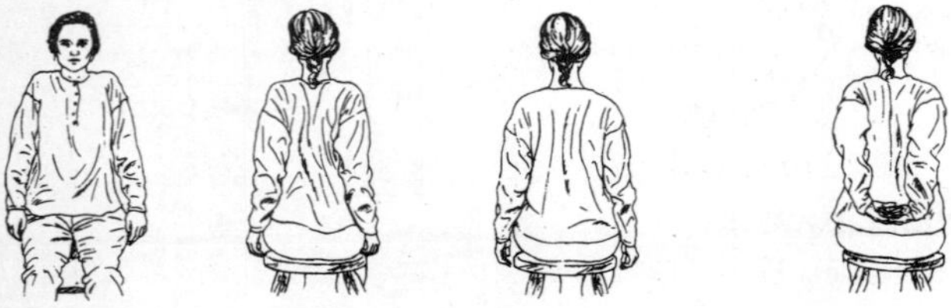

Neigen des Kopfes nach vorn/zur Seite/diagonal – Kapitel 2, Seite 44 ff.

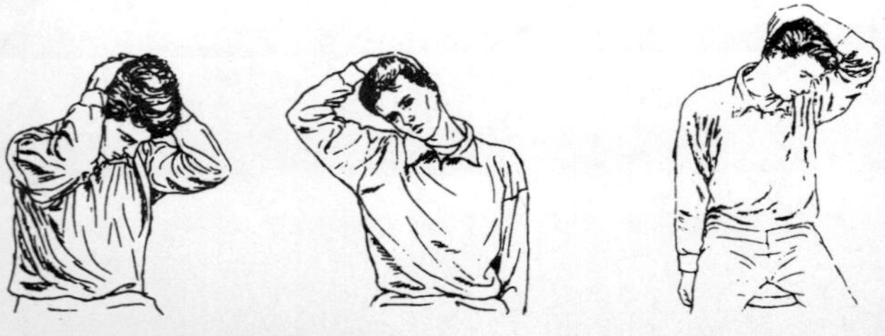

Vor dem Fernseher

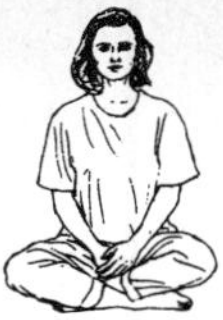

Sitzübungen –
Kapitel 7, Seite 164 ff.

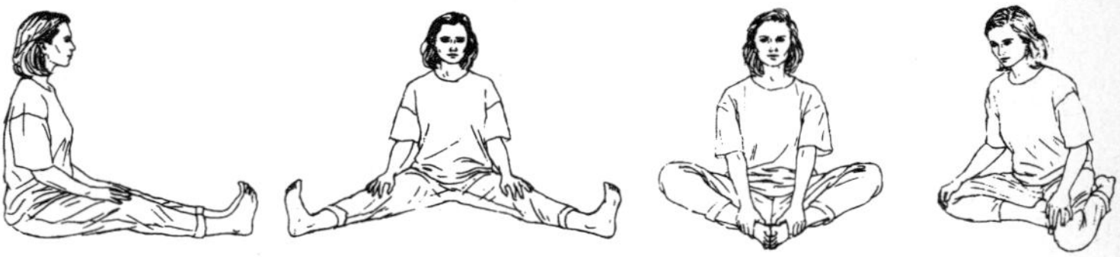

Übungen für Zehen und Fußgelenke –
Kapitel 4, Seite 90 ff.

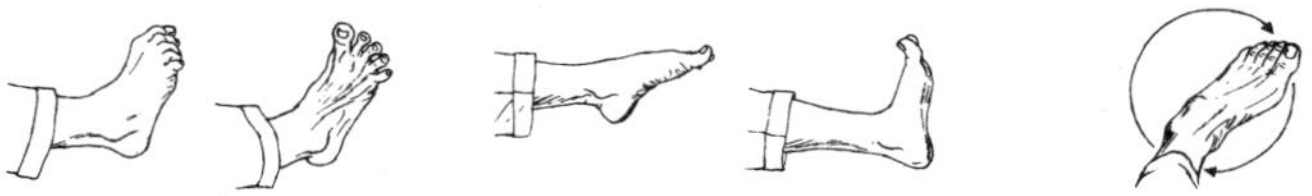

Übungen für Finger, Handgelenke und Ellbogen –
Kapitel 4, Seite 78 ff.

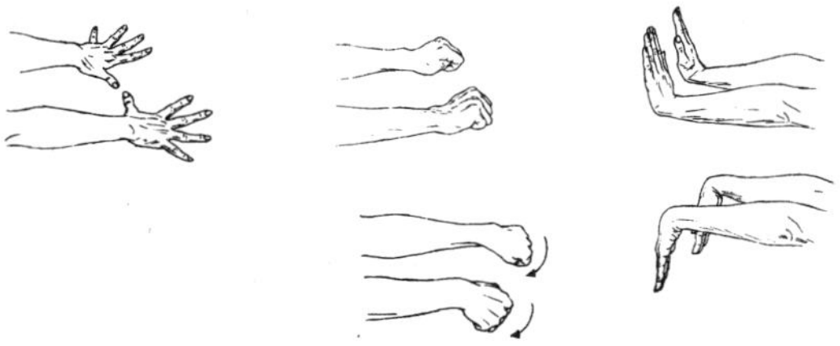

Vor dem Zubettgehen – für besseren Schlaf

Dehnübungen im Stehen –
Kapitel 6, Seite 145 ff.

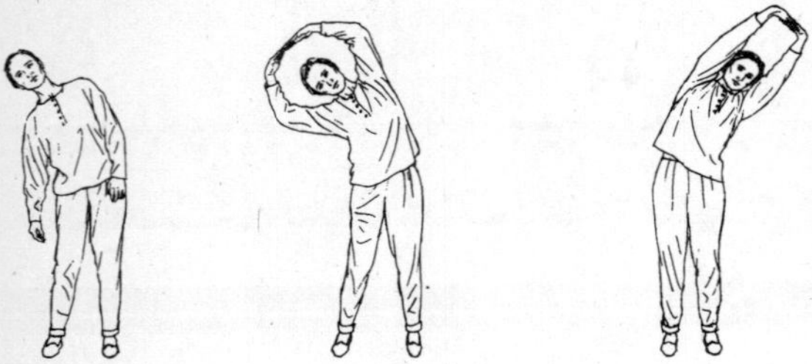

Entspanntes Vorwärtsbeugen im Stehen –
Kapitel 6, Seite 139 ff.

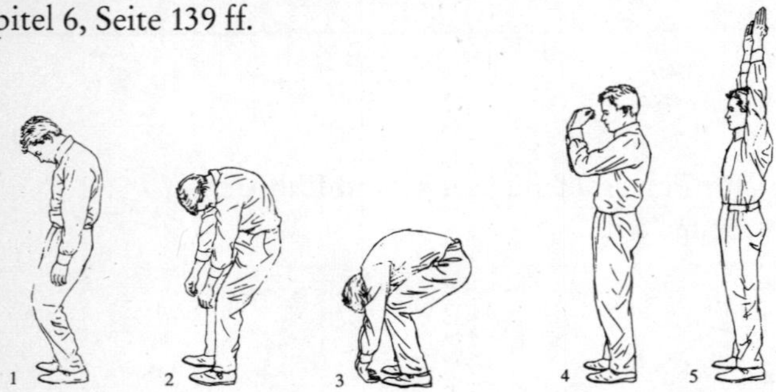

Neun besänftigende Atemzüge –
Kapitel 6, Seite 125 ff.

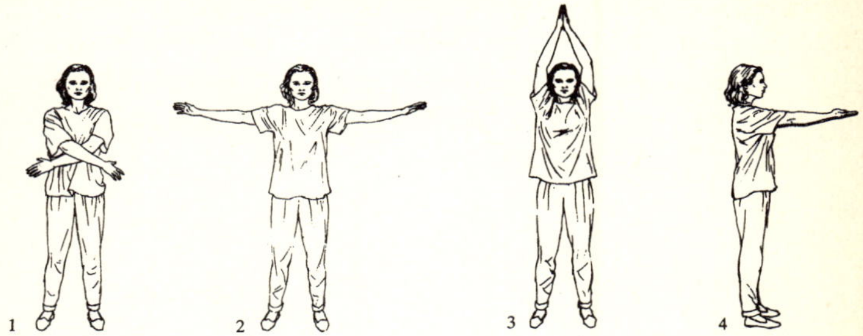

Im Bett – vor dem/beim Einschlafen

Entspannung –
Kapitel 7, Seite 163 f.

Erweiterung Ihrer Kenntnisse

Wenn Sie durch dieses Buch zum ersten Mal mit Yoga in Berührung gekommen sind und wenn es Ihnen eine Hilfe war, wollen Sie vielleicht Ihre Kenntnisse erweitern: einen Kurs besuchen oder zu Hause trainieren oder – im Idealfall – beides. Dabei mögen Ihnen die folgenden Anmerkungen helfen.

Yoga-Kurse

Die meisten schulischen Einrichtungen bieten Yoga-Abendkurse für Erwachsene an. Bei diesen Institutionen oder in der Stadtbücherei sollten Sie detaillierte Informationen erhalten. Vielleicht finden Sie auch einen geeigneten Kurs in einem Sport- oder Freizeitzentrum in der Nähe Ihrer Wohnung oder der Arbeitsstätte; viele dieser Zentren bieten heute neben den üblichen Kursen für Aerobic, Fitneßtraining, Tanz, Gewichts- und Kreislauftraining u.ä. auch Yoga-Kurse an. Viele Lehrer führen auch privat Kurse durch; einige bieten individuellen Unterricht an. In den Lokalzeitungen und in Naturkostläden findet man entsprechende Ankündigungen.

Eine entsprechende Lehrerlaubnis ist keine Garantie dafür, daß derjenige, der sie innehat, tatsächlich ein guter Lehrer ist (auch das Fehlen einer solchen Erlaubnis bedeutet nicht unbedingt, daß der Lehrer ungeeignet ist; es gibt begabte Lehrer, die keine formale Ausbildung erhalten haben). Sie zeigt jedoch, daß er oder sie den Ausbildungsgedanken ernst genug genommen hat, um sich einem rigorosen Ausbildungsgang zu unterziehen, und an professionellem Standard gemessen wurde. Wenn Sie die Wahl haben, ist es besser, von einem qualifizierten Lehrer unterrichtet zu werden.

Yoga ist kein starres System, und es wird unterschiedlich gelehrt.

Kein Ausbilder ist ideal für alle, und der richtige Lehrer für Sie ist derjenige, dessen Vorgehensweise zu Ihnen in Ihrem jetzigen Entwicklungsstadium paßt. Vielleicht müssen Sie sich ein wenig umsehen. Wenn Sie einen Kurs besuchen und nach ein paar Wochen feststellen, daß es Ihnen keinen Spaß macht, versuchen Sie es mit einem anderen; über kurz oder lang werden Sie einen Kurs finden, der Sie zufriedenstellt.

Ob ein Kurs der richtige für Sie ist, können Sie an Ihren Gefühlen und Reaktionen während und nach dem Kurs messen. Während des Unterrichts sollten Ihnen die Bewegungen Spaß machen, und Sie sollten das Gefühl haben, daß Sie sich ohne Anstrengung voll ausdehnen. Sie sollten frei und ungehindert atmen können und sich geistig und körperlich offen fühlen und nicht eingeengt. Sie sollten eine Herausforderung spüren, sich dabei aber sicher fühlen. Ein guter Lehrer kann Ihnen dabei behilflich sein, daß Sie Ihre Fähigkeiten voll ausschöpfen und genau diese Dinge auch tatsächlich spüren. Sie sollten nie das Gefühl haben, daß man Sie zu Übungen drängt, die jenseits Ihrer Möglichkeiten liegen. Mein erster Lehrer sagte einmal: »Mühe, ja; Schmerzen, nein.«

Am Ende einer Unterrichtsstunde sollten Sie ruhiger und entspannter sein, zugleich aber auch voll neuer Energie und wacher. Sie sollten nicht erschöpft sein. Das einzige gelinde Unbehagen, das Sie am nächsten Tag verspüren dürfen, kann ein schmerzender Muskel sein, den Sie in einer ihm unbekannten Weise benutzt haben, und nicht Schmerzen wegen eines überdehnten Muskels oder Bandes.

Training zu Haus

Um dauerhaften Nutzen aus Yoga zu ziehen und Fortschritte zu machen, müssen Sie unbedingt regelmäßig üben. Wichtig ist die Beständigkeit, mit der Sie üben, und nicht der Zeitaufwand.
Seien Sie zu Anfang nicht zu ehrgeizig; es ist viel besser, in aller Bescheidenheit zu beginnen und sich allmählich zu steigern, als sich vorzunehmen, eine Stunde zu üben, um dann festzustellen, daß Sie nicht soviel Zeit haben, und ganz aufzuhören. Zehn oder fünfzehn Minuten am Tag sind besser als eine Stunde pro Woche. Wenn Sie mit zehn oder fünfzehn Minuten pro Tag beginnen, werden Sie sicher feststellen, daß es von selbst mehr wird. Wenn Ihr Körper sich an die Bewegungen und Stellungen gewöhnt hat und wenn Ihr Geist darauf eingestellt ist, werden Sie sich auf Ihre tägliche Sitzung freuen, Sie werden die damit verbrachte Zeit genießen und die Zeitspanne ohne Schwierigkeiten verlängern.

Ort und Zeit

Versuchen Sie, regelmäßig zu trainieren. Wählen Sie Ort und Zeit so, daß sie Ihnen zusagen, und üben Sie jeden Tag zur selben Zeit am selben Ort.

Der Ort

Er sollte sauber, trocken, warm und möglichst ruhig sein. Er muß nicht groß sein: Sie brauchen lediglich genügend Raum, um sich ganz ausstrecken zu können, ob im Stehen oder im Liegen. Es sollte ein Platz sein, an dem Sie ungestört allein sein können. Halten Sie ihn sauber, daß er immer für Sie bereit ist, und richten Sie ihn so schön ein, daß Sie gern dort sind und sich darauf freuen. Vielleicht mögen Sie Pflanzen, Blumen, Duft, leise Musik.

Die Zeit

An den Zeitpunkt sollten Sie sich halten können. Er muß sich reibungslos in Ihre anderen Aktivitäten eingliedern, in Ihren Rhythmus und Ihren Lebensstil.
Wenn Sie es sich aussuchen können: Die beste Trainingszeit ist am frühen Morgen. Der Körper ist dann noch ein wenig steif, aber Sie sind geistig frischer und wacher. Die Anforderungen des Tages sind noch nicht auf Sie eingedrungen, der Kopf ist klar und ruhig, und es fällt Ihnen leichter, sich zu konzentrieren. Die Luft ist auch frischer, bevor der Verkehr einsetzt. (Wenn Sie einen Garten haben, ist es besonders schön, an einem Sommermorgen draußen zu trainieren.) Nach einem Übungszyklus am Morgen geht es Ihnen den ganzen Tag über gut. Sie haben mehr Energie, um die mit der Arbeit verbundenen Probleme anzupacken, und behalten noch etwas übrig. Aus diesen Gründen ist der frühe Morgen auch eine wunderbare Zeit für einen Kurs, wenn Sie einen finden.
Vielleicht paßt Ihnen der frühe Abend besser. Wenn Sie einen Übungszyklus ausführen, nachdem Sie zu Hause angekommen sind, lösen Sie alle während des Arbeitstages aufgebauten Knoten (es dürften allerdings nicht sehr viele sein, wenn Sie mit diesem Buch gearbeitet haben). Sie werden sich entspannen und erfrischen und Ihre Energie für den vor Ihnen liegenden Abend erneuern.
Nehmen Sie aber Rücksicht: Wenn Sie mit jemandem zusammenleben, der sein Abendbrot zu dieser Zeit mit Ihnen einnehmen möchte oder den ganzen Tag auf Sie gewartet hat, um mit Ihnen zu reden, ist es vielleicht keine sehr gute Idee, wenn Sie sofort in Ihr Zimmer gehen, nachdem Sie zur Tür hereingekommen sind – Sie sollten zumindest die Einwilligung zu Ihrem Plan einholen! Die Zeit, die Sie für Ihre Übungen wählen, sollte keine Unstimmigkeiten in der Familie oder unter Ihren Freunden hervorrufen.
Wenn Sie den frühen Abend wählen, sollten Sie die Übungen vor dem Essen ausführen, weil Yoga nur mit leerem Magen ausgeübt

werden sollte. Der späte Abend ist eine weitere Möglichkeit, solange mindestens zwei Stunden nach einem leichten Mahl, vier nach einem schweren vergangen sind. Ein Zyklus unmittelbar vor dem Zubettgehen beruhigt Geist und Nerven und sorgt für einen tieferen, erholsameren Schlaf. Schließen Sie jedoch nicht zu viele Bewegungen mit ein, die die Energie erneuern und Sie wecken, wie zum Beispiel kräftige Dehnungen im Stehen und Beugen nach hinten. Sanfte, entspannende Bewegungen, wie zum Beispiel Vorwärtsbeugen im Sitzen und Atemübungen, sind um diese Zeit am besten geeignet. Die neun besänftigenden Atemzüge beruhigen Geist und Nerven in nur kurzer Zeit, und es ist hilfreich, sie vor dem Zubettgehen auszuführen, wenn man unter Schlaflosigkeit leidet (siehe Kapitel 6).

Wenn Sie mehr Zeit für die Übungen aufbringen wollen, als Ihnen zur Verfügung steht, versuchen Sie doch, Ihr Training aufzuteilen, so daß Sie zehn Minuten morgens üben, zehn Minuten nach Feierabend und noch einmal zehn Minuten vor dem Zubettgehen.

Vergessen Sie nicht, daß Sie die Zeit, die Sie auf dem Weg von und zu der Arbeit verbringen, nutzen können und daß es Ihnen vielleicht auch möglich ist, einen Teil der Mittagspause für das Training zu nutzen, wenn es dafür einen geeigneten Raum gibt. (Siehe Kapitel 7 – Vorschläge, wie man das Beste aus dem Anfang und dem Ende eines Tages macht.)

Die Übungen planen

Nach den ersten Stunden bitten eifrige Schüler oft um ein Buch, nach dem sie zu Hause üben können. Vorschläge finden Sie in der Literaturliste weiter unten, aber wenn Sie mit einem Lehrer arbeiten, ist es viel besser, zu üben, was Sie in der Stunde gelernt haben. Zunächst fällt es Ihnen vielleicht schwer, sich daran zu erinnern, was Sie in der Stunde gemacht haben, aber schon nach kurzer Zeit wird sich Ihnen alles einprägen. Beginnen Sie zu Hause mit den Übungen, an die Sie sich erinnern können, und fügen Sie allmählich Neues hinzu, sobald Sie es sich zutrauen. Ihr Lehrer ist vielleicht bereit, Ihnen den Start zu erleichtern, und schlägt Ihnen einen persönlichen Übungsplan für zu Hause vor.

Der Übungsplan sollte ausgewogen sein und eine Reihe von Bewegungen für die Wirbelsäule (eine Dehnung nach vorn, eine Dehnung nach hinten, eine seitliche Dehnung und eine Spiraldrehung) beinhalten. Außerdem sollte eine Körperstellung enthalten sein, bei der der Kopf tiefer als das Herz ist (eine sogenannte Inversion), sowie eine Gleichgewichtsübung.

Beginnen und beenden Sie das Training mit einer Entspannungsphase. Die Entspannung zu Beginn soll beruhigen, Raum schaffen, die Atmung ins Bewußtsein rufen und der inneren Sammlung dienen, bevor der Körper bewegt wird. Die Entspannung zum Abschluß intensiviert die Wirkung der ausgeführten Übungen.

Achten Sie darauf, daß Sie etwas Warmes zum Anziehen bei der Hand haben, da die Körpertemperatur während der Entspannungsphase absinkt, und wenn der Raum, in dem Sie üben, nicht sehr warm ist, wird Ihnen vielleicht kalt.

Allgemeines

- Wenn Sie trainieren, sollten Sie bequeme, nicht eng anliegende Kleidung tragen, da der Körper sich frei bewegen soll. Trainingsanzüge oder eine lockere Hose und ein T-Shirt sind für Männer und Frauen gleichermaßen ideal; wenn Sie ein Ganzkörper-Trikot vorziehen, sollte es ohne Füße sein, da Sie barfuß arbeiten sollten. Nichts sollte fest anliegen, vor allem nicht in der Taille.
- Geben Sie sich von ganzem Herzen Mühe beim Training, aber überanstrengen Sie sich auf keinen Fall. Gehen Sie immer langsam und sacht vor, und nehmen Sie Rücksicht auf Ihren Körper; denken Sie daran, daß Schmerzen immer ein Zeichen dafür sind, daß man aufhören soll.
- Sie sollten beachten, daß sich Steifheit in den Muskeln und Spannungszustände über lange Zeit entwickeln und festsetzen. Es dauert eine Zeitlang, sie zu verändern, also verlieren Sie nicht die Geduld.
- Arbeiten Sie entspannt und Ihren Möglichkeiten gemäß. Sie müssen nichts erreichen. Yoga ist kein Wettbewerb, auch nicht gegen sich selbst; und Sie sollen nicht auf ein Ziel hinsteuern, sondern lernen, den Körper richtig zu nutzen und innerlich zur Ruhe zu kommen.
- Gehen Sie nicht hastig von einer Bewegung oder Körperstellung zur nächsten über; lassen Sie sich dazwischen Zeit, um die Wirkungen zu beobachten.
- Üben Sie um des Übens willen, und genießen Sie es. Erwarten Sie keine Ergebnisse, und sorgen Sie sich nicht.
- Mit Dehnübungen werden in idealer Weise sowohl Spannungen gelöst als auch Energien freigesetzt. In den Yoga-Übungen werden nicht nur die Muskeln, sondern das ganze Ich gedehnt. Yoga will ganzheitlich zu Harmonie und Ausgeglichenheit führen:

sowohl auf physischer als auch auf emotionaler, seelischer und geistiger Ebene.

- Wenn Sie Zweifel daran haben, ob eine bestimmte Bewegung oder Stellung für Sie geeignet ist, fragen Sie Ihren Lehrer. Wenn Sie keinen Lehrer haben und sich nicht sicher sind, lassen Sie die Übung aus.
- Wenn Sie ernsthafte gesundheitliche Probleme haben – zum Beispiel mit dem Herzen, mit zu hohem Blutdruck oder Beschwerden im Bereich der Wirbelsäule –, oder wenn Sie schwanger sind, konsultieren Sie bitte Ihren Arzt, bevor Sie mit Yoga beginnen. Sie sollten sich auch auf jeden Fall um einen guten Lehrer bemühen und seine Ratschläge befolgen, statt nur für sich zu üben.

Literaturhinweise

Yoga ist eine praktische Wissenschaft. Man kann ihn kaum aus Büchern erlernen, sondern nur durch Übung und Erfahrung.

Yoga ist aber auch ein sehr komplexes und tiefschürfendes Thema, das alle Aspekte des menschlichen Daseins umfaßt; viele gute Bücher wurden darüber geschrieben. Bücher werfen Fragen auf und weisen neue Wege, die es zu erforschen und zu entdecken gilt. Wenn Sie mehr über Yoga wissen wollen, ist es vielleicht eine sinnvolle Ergänzung Ihrer Übungen, etwas darüber zu lesen. Außerdem macht es Spaß und ist lehrreich.

Die nachfolgende Liste ist eine persönliche Auswahl von Büchern, die ich als hilfreich empfunden habe und weiterempfehlen kann. Nicht alle Bücher haben aktuelle Auflagen, aber man findet häufig Kopien der ausgelaufenen Ausgaben. Vielleicht ist Ihre öffentliche Bibliothek bereit, Bücher für Sie zu bestellen, falls sie dort nicht vorhanden sind.

Einführung und allgemeine Kenntnisse

Der beste Weg, in Yoga Fortschritte zu machen, ist der, einen Lehrer zu suchen und zu üben, was man bei ihm gelernt hat. Wenn Ihnen das absolut nicht möglich ist und Sie nach einem Buch vorgehen wollen, sollten Sie wissen, daß viele Bücher mit praktischen Anleitungen für Anfänger nicht geeignet sind. Sie werden das an den Illustrationen erkennen können. Wenn die Bilder Beispiele zeigen, in denen ein Modell die Beine um den Kopf windet oder mit durchgebogenem Rücken auf den Unterarmen balanciert und mit den Füßen den Hinterkopf berührt, sind Sie gut beraten, wenn Sie das Buch zur Seite legen. Wenn Sie die fortgeschrittenen Yoga-Stellungen ohne entsprechende Anleitung und Vorbereitung in Angriff nehmen, werden Sie sie nicht korrekt ausführen können und sich vielleicht verletzen. Sehen Sie sich nach Büchern um, die einfache Bewegungen und Körperstellungen beschreiben und illustrieren.

Aurobindo, Sri, Der integrale Yoga. Reinbek.
Aurobindo, Sri, Die Synthese des Yoga, Gladenbach 1976.
Blache, Jacques u. a., Die Wege des Yoga. Die Grundgedanken der großen Schulen der Yoga-Tradition, Bern und München 1990.
Devi, Indira, Ein neues Leben durch Yoga, Genf 1987.
Devi, Indira, Yoga für Sie. Neue Energie für Körper und Geist durch Entspannung und rhythmisches Atmen, Genf 1991.
Hittleman, Richard, Yoga – das 28-Tage-Programm, München 1991.
Hoare, Sophy, Yoga. Geschichte, Philosophie und ein komplettes Übungsprogramm, Ravensburg 1988.
Iyengar, B. K. S., Licht auf Pranayama. Lehrbuch der Atemschule des Yoga, Bern und München 1984.
Iyengar, B. K. S., Licht auf Yoga. Yoga Dipika, Yoga-Stellungen und Atemübungen, Bern und München 1990.
Iyengar, B. K. S., Der Baum des Yoga. Ein praktischer und spiritueller Begleiter auf dem Weg, die Kunst des Yoga zu erlernen, Bern und München 1991.
Lysebeth, André van, Durch Yoga zum eigenen Selbst, Bern und München 1980.
Patanjali, Die Wurzeln des Yoga, Yoga-Sutren mit einem Kommentar, Bern und München 1990.
Rhyner, Hans-H., Gesund und schön durch Yoga. Mit Ayurveda-Ratgeber, Übungsprogramm für Entspannung und Wohlbefinden, München 1991.
Rieth, Susanne, Mit Yoga durchs Jahr, Meditation zum Entspannen, Körperübungen zum Freuen, Berlin 1987.
Trungpa, Chögyam, Aktive Meditation, Olten 1988.
Weinreb, Friedrich, Geistige Erfahrung und Lebenspraxis. Die ursprüngliche Bedeutung des Yoga, Weiler-Simmerberg 1983.
Yoga, Grundkurs für Anfänger, mit Hatha-Yoga zu Entspannung, Beweglichkeit, innerer Ruhe, München 1990.
Zebroff, Kareen, Yoga für jeden, Frankfurt/M. 1989.